図解

体がよみがえる「長寿食」

藤田紘一郎
東京医科歯科大学名誉教授

三笠書房

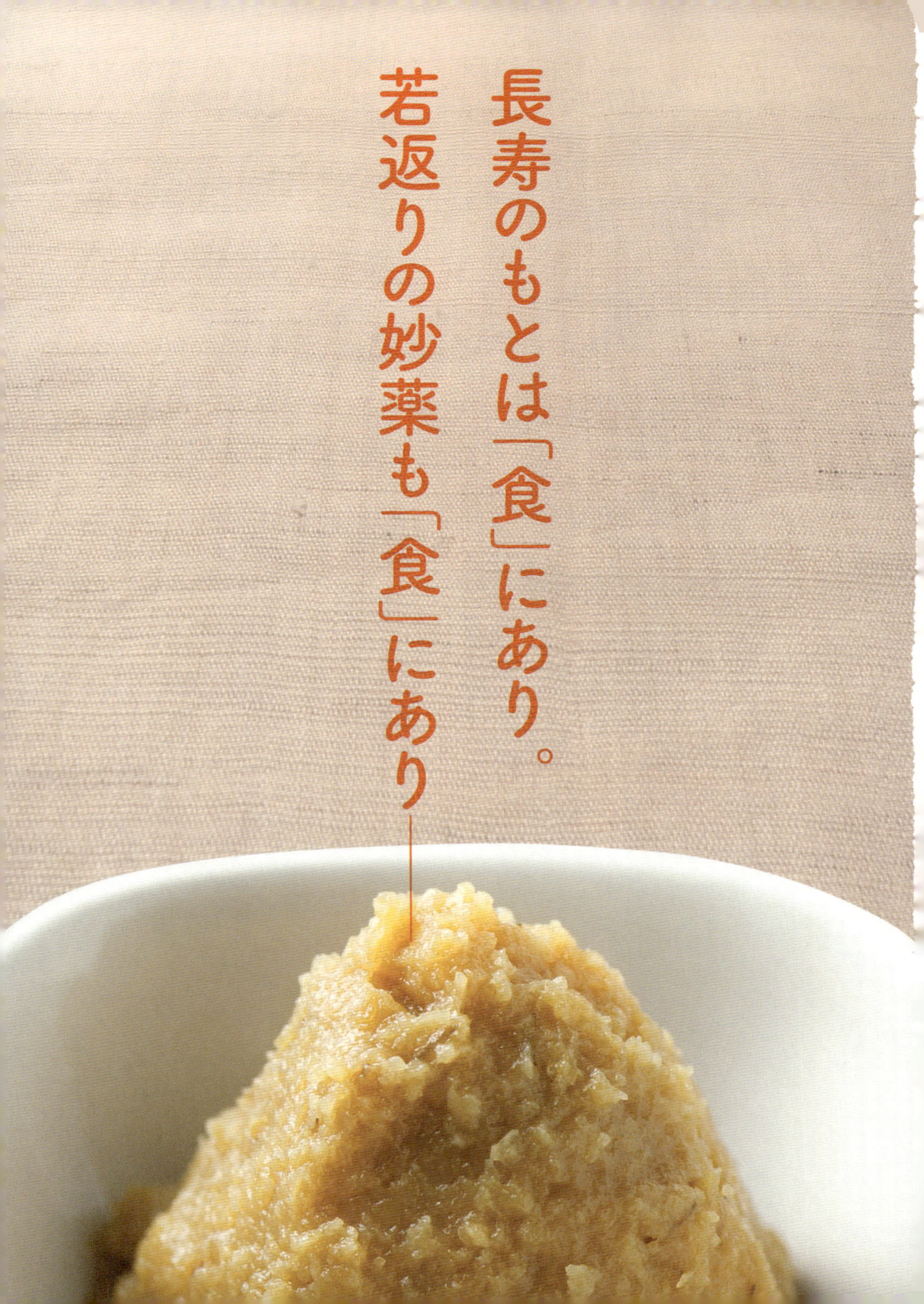
長寿のもとは「食」にあり。
若返りの妙薬も「食」にあり——

「生き方」とはすなわち「食べ方」なのです——

病気にならずに長生きしたい。

最期のときまで、自分らしく生きていたい。

こうした願いは、日本社会に生きる誰もが抱えているのではないでしょうか。

病気や体質というと、「遺伝」のせいにしたくなります。確かに遺伝的要因はあります。ですが、病気になる

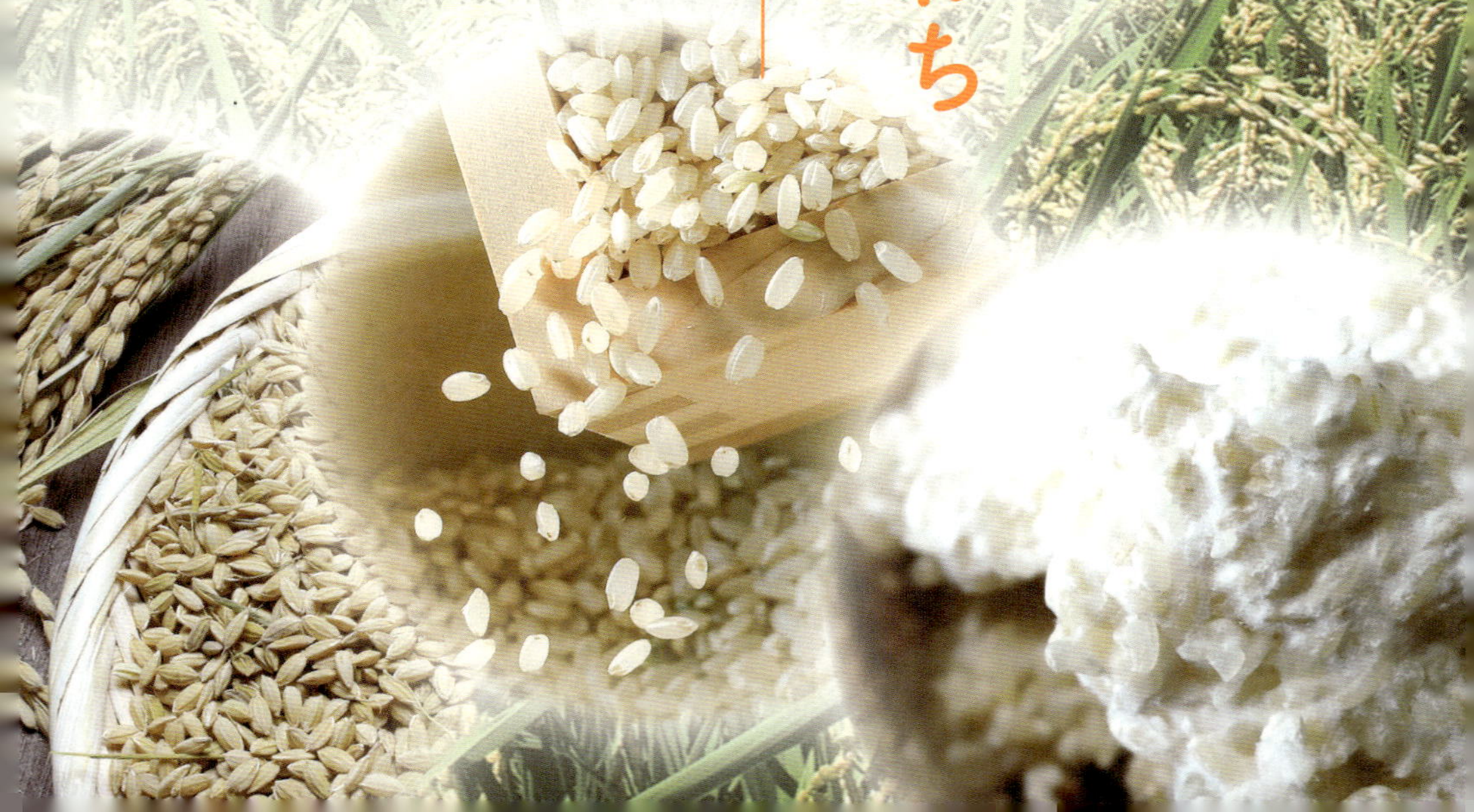

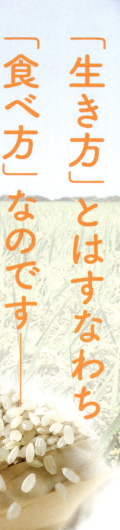

遺伝子を同じように持っていても、発症する人もいれば、発症しない人もいるのも事実。

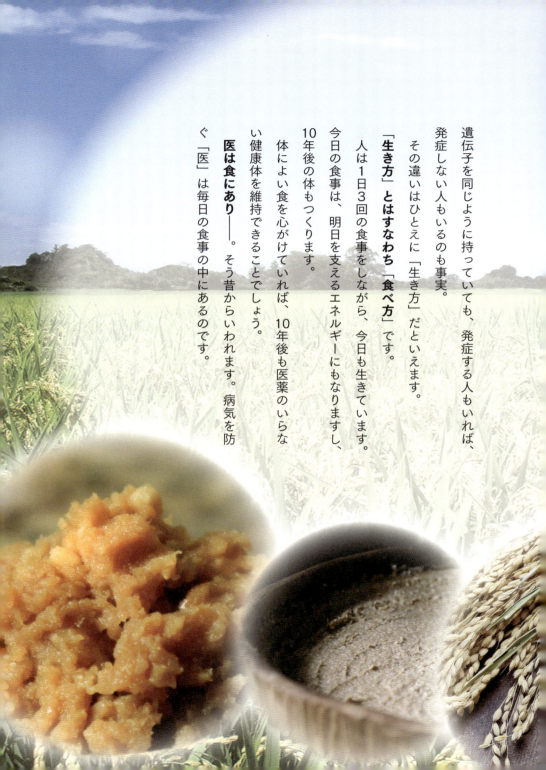

その違いはひとえに「生き方」だといえます。

「生き方」とはすなわち「食べ方」です。

人は1日3回の食事をしながら、今日も生きています。今日の食事は、明日を支えるエネルギーにもなりますし、10年後の体もつくります。

体によい食を心がけていれば、10年後も医薬のいらない健康体を維持できることでしょう。

医は食にあり――。そう昔からいわれます。病気を防ぐ「医」は毎日の食事の中にあるのです。

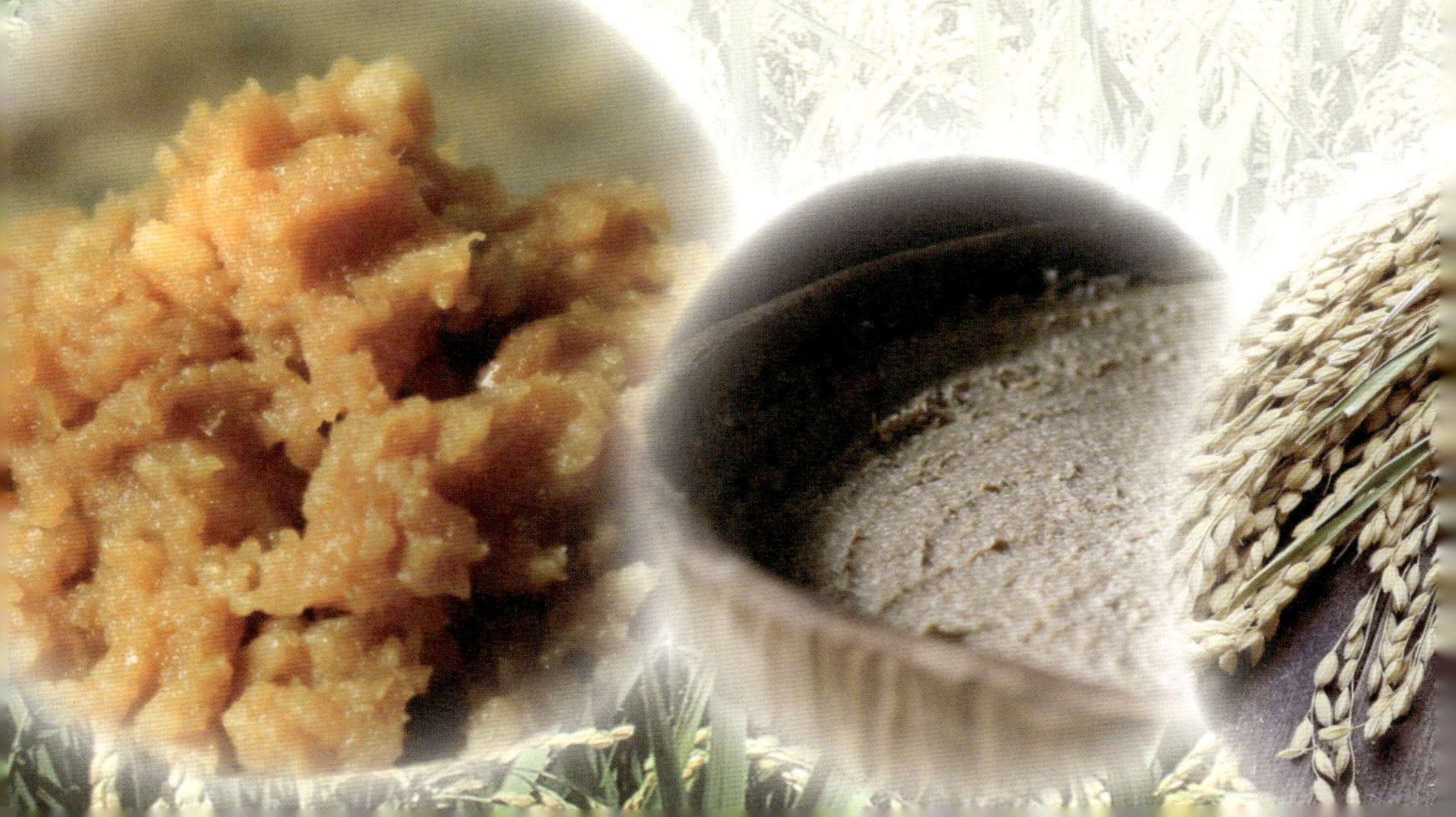

「今日の一食」が「未来のあなた」をつくる――

本書では健康長寿に効果が期待できる食べ物を「長寿食」として紹介していきます。
これらの食べ物をぜひ毎日の食卓にとり入れるようにしてください。
たとえば――

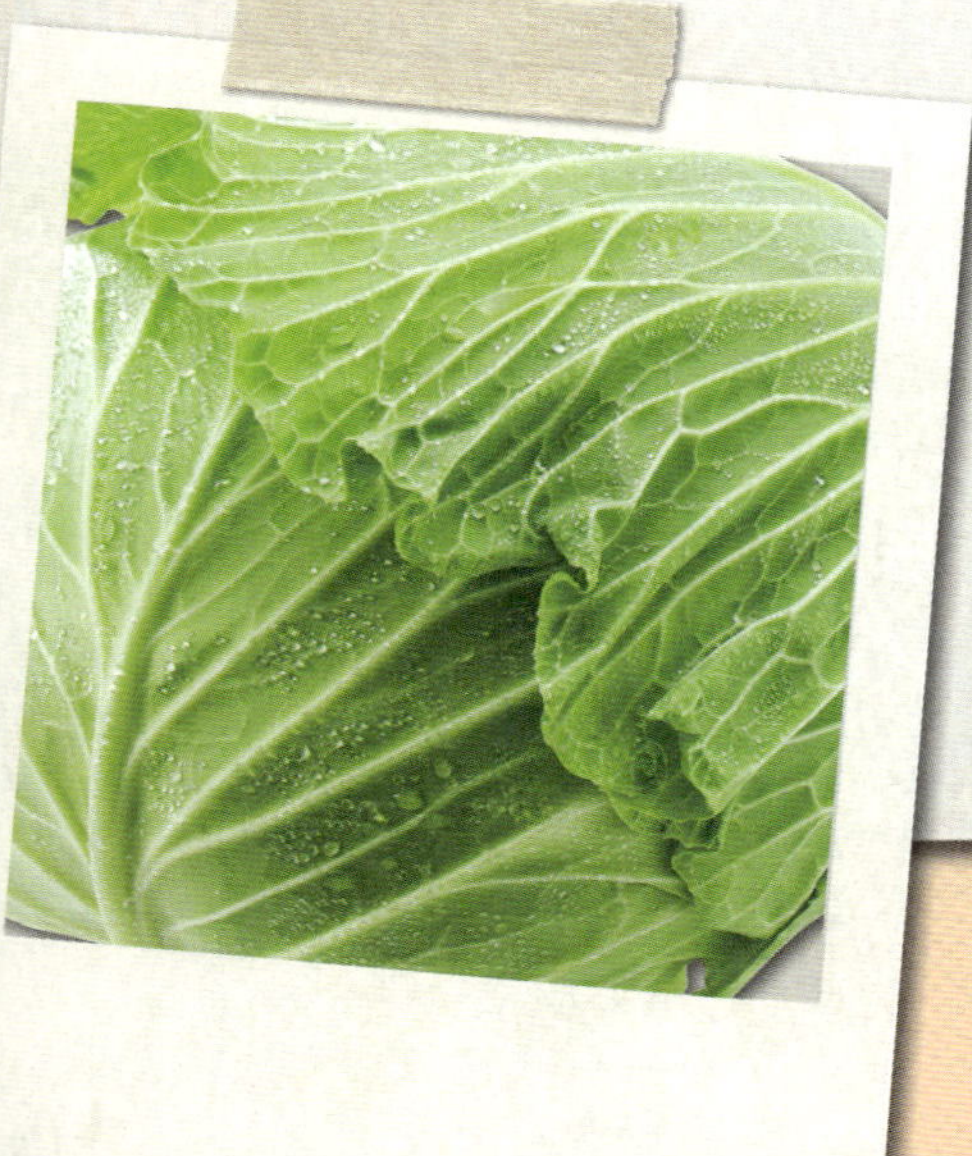

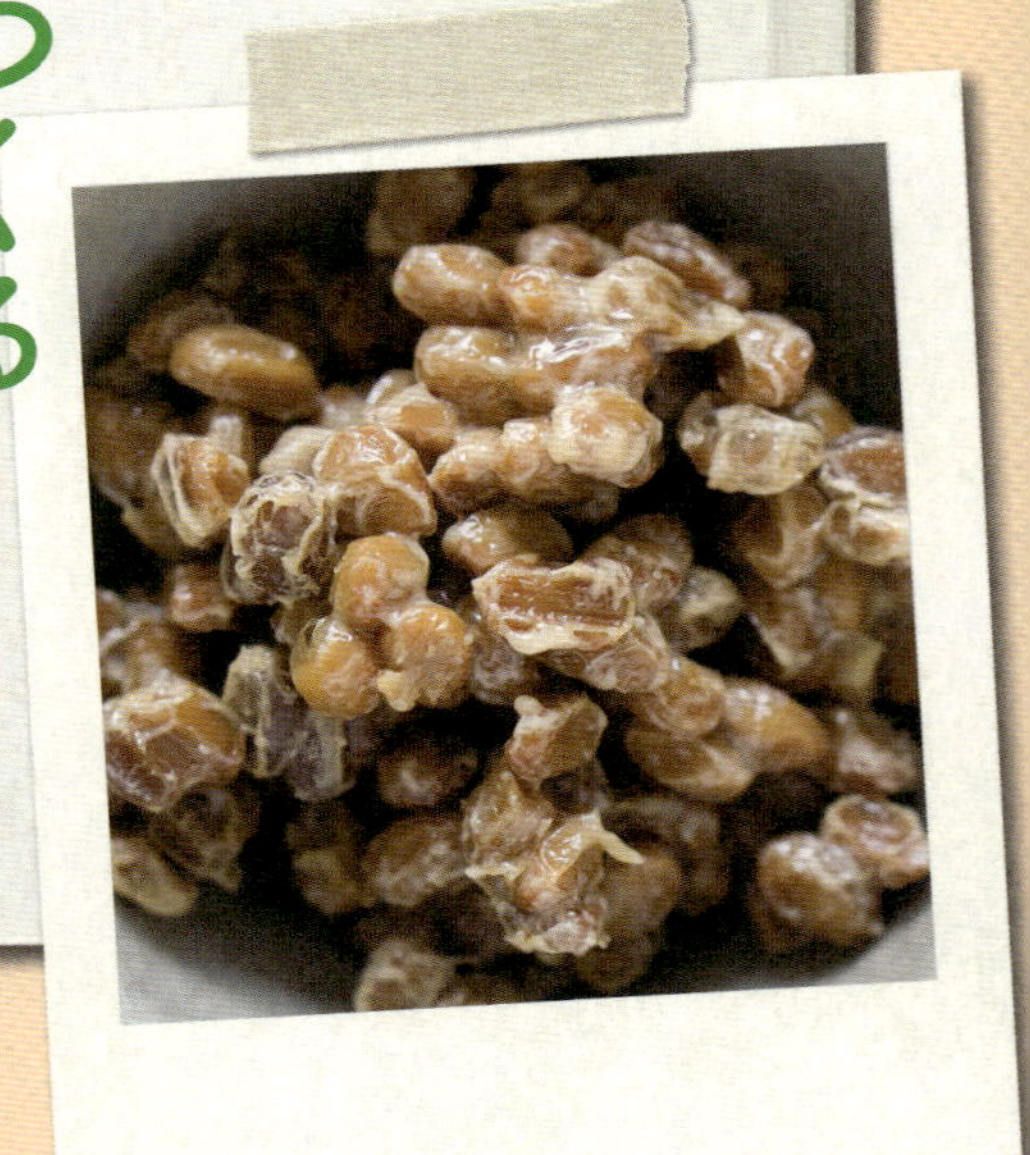

・「納豆＋ネバネバ食品」で免疫アップ
・**イワシのしらす干しが、長寿ホルモンを増やす**
・**鶏レバーで、老化速度がゆるやかに**

私自身、自らの体を実験台に、体によい長寿食を研究し、少しずつ改善して現在の健康体を築いてきました。75歳を超えた今でも、めったに風邪も引かないほど元気な体をしています。

できることから少しずつ、でも確実に長寿食を身につけていきましょう。

そうすることで10年後のあなたは、**今以上に健康で輝きのある人生を過ごしている**ことでしょう。

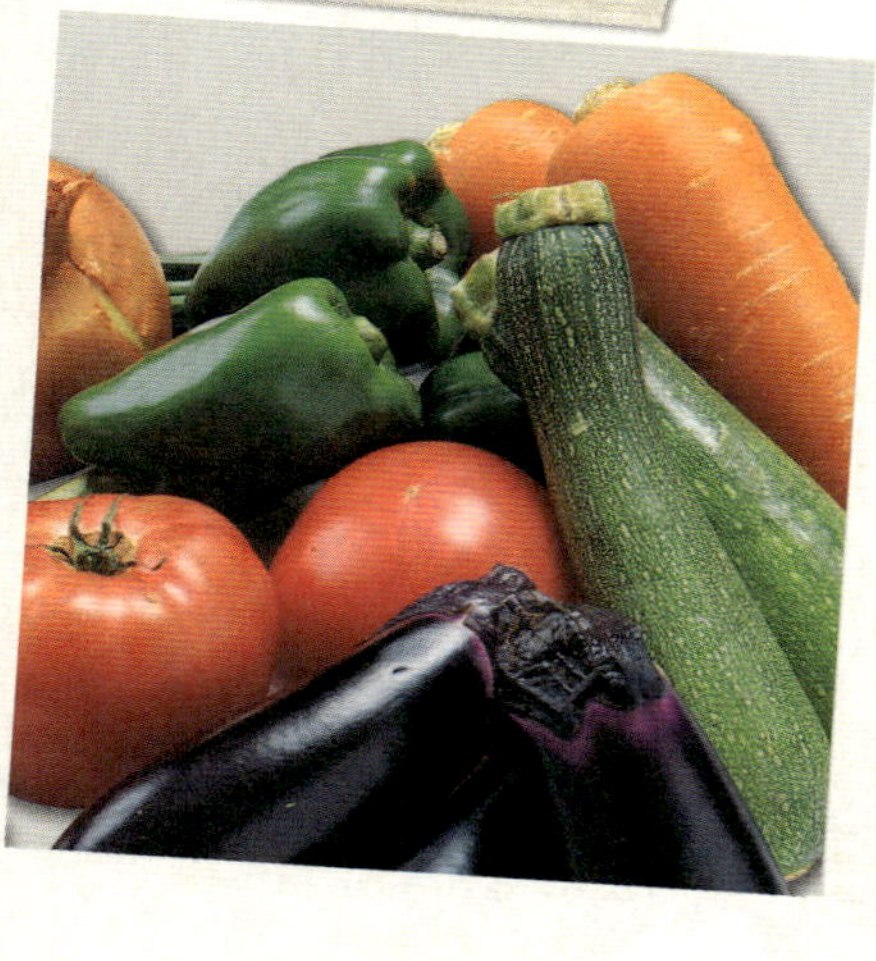

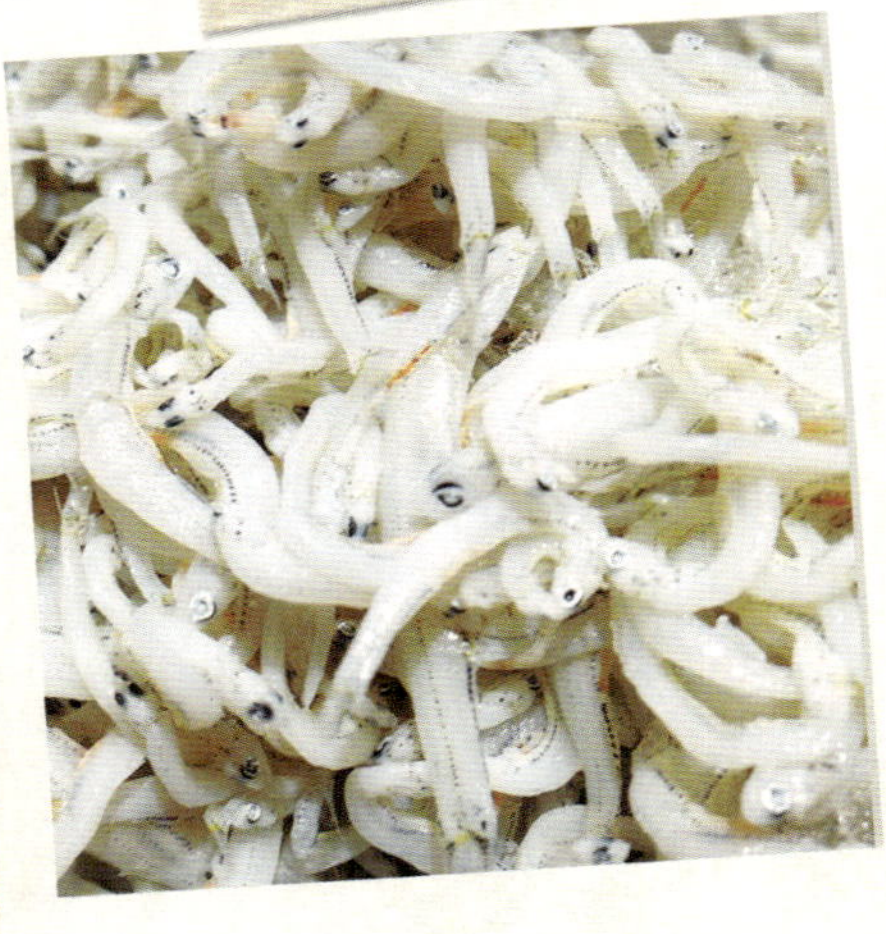

この「食べ方」がわかれば、怖いものなし！

何を食べるかも大事ですが、それと同じくらい、**どう食べるかも大事**です。

第一に、食事は楽しくすること。

楽しく談笑しながら食べると、食の持つパワーを超えて免疫力が向上します。1人で食事をすることが多い人も、大好きな音楽をかけ、テーブルコーディネートに気

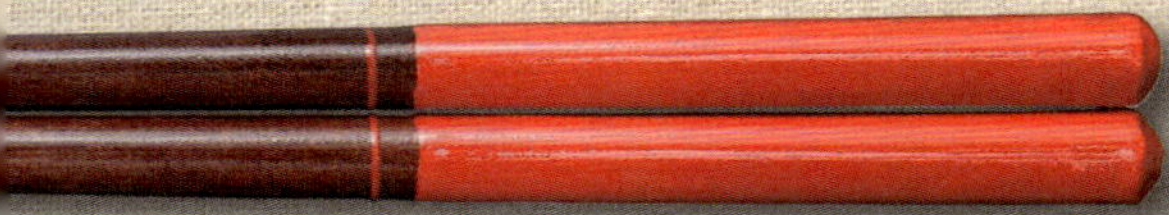

を配り、大いに食事を楽しみましょう。

第二に、よく噛んで食べること。

よく噛んで食べれば、自ずと食べ過ぎが防げます。噛まずに食べると、消化吸収を担う腸の負担が大きくなり過ぎ、腸を疲れさせてしまいます。腸の不調は、万病を引き起こす元凶になります。

第三に、腹八分目を守ること。

「腹八分目に病なし」と昔からいいます。もうちょっと食べたいなと感じるところで箸を置くことが健康の極意です。次の食事の前にお腹がグ～ッと鳴るくらいがベストの量といえます。

本書で紹介する食習慣を実践していけば、**医薬のいらない体がまもなくつくられる**ことと思います。

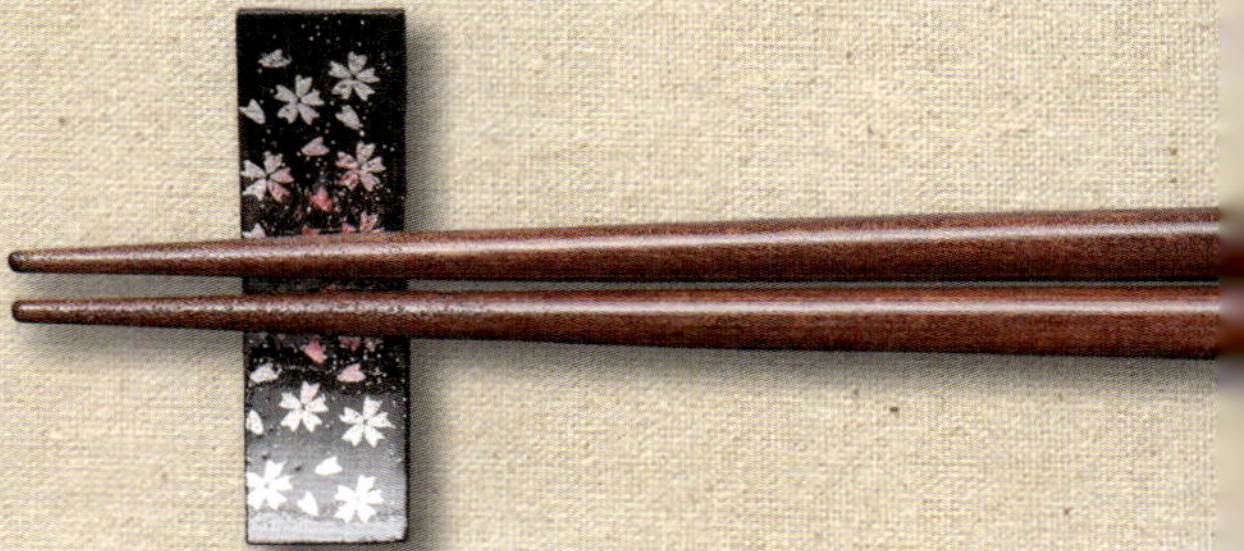

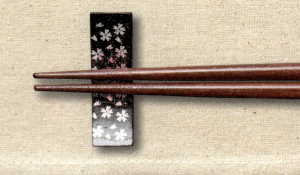

『図解　体がよみがえる「長寿食」』　もくじ

「生き方」とはすなわち「食べ方」なのです——2
「今日の一食」が「未来のあなた」をつくる——4
この「食べ方」がわかれば、怖いものなし！　6

1章　「体内年齢」は食事で若くなる

01　老化を防ぐ万能食は、やっぱりコレ！　12
02　「納豆＋ネバネバ食品」で免疫アップ　14
03　「免疫力」が高い人は、ずっと若い　16
04　なぜ、大豆のタンパク質が体にいいか　18
05　寿命を縮める「活性酸素」とは？　20
06　イワシのしらす干しが、長寿ホルモンを増やす　22
07　赤ワインで、長寿遺伝子がオンになる　24
08　ブドウやリンゴが、細胞を長持ちさせる　26
09　鶏レバーで、老化速度がゆるやかに　28
10　氷結水——自宅の冷凍庫でつくれる若返りの水　30
COLUMN　高コレステロールの人こそ、卵を食べよ　32

2章　免疫力の高い体は、がんにならない

01　抗がん作用が1番高い食品は？　34
02　免疫細胞は、キノコで強化できる　36
03　がん予防の決め手は「抗酸化力」　38
04　スパイスは体の中をピカピカにする　40
05　「7色の植物性食品」をとれば、体がよみがえる　42
06　バナナ——がんの芽を即座に消すパワーが！　44
07　スイカの水分には「健康成分」がたっぷり　46
08　緑茶を上手に飲んで、がんを抑える　48
COLUMN　タバコの害より怖い「禁煙ストレス」　50

3章 元気な腸が、クスリも医者も遠ざける

01 腸内細菌を元気に育てる習慣 52
02 日本古来の発酵食品が、腸を強くする 54
03 善玉菌の大好物は「オリゴ糖」 56
04 日本人の腸は「海藻」と相性バツグン 58
05 小腸を丈夫にする自然の「うまみ」成分 60
06 「肉は日本人に合わない」はウソ 62
07 ゴボウを食べると、腸がよろこぶワケ 64
08 アボカドは、腸も血管も若返らせる 66
09 「食前キャベツ」で免疫力が一気に高まっていく！ 68
10 潔癖すぎると、腸は弱くなる 70
COLUMN アレルギーを腸から治す方法 72

4章 心が安定する食、頭がよくなる食

01 「幸せ脳」をつくるマグロの赤身 74
02 魚は刺身でとると、より効果的 76
03 豆類は「気力充実」の特効薬 78
04 ストレスやイライラを抑える栄養素 80
05 「肉食系」がボケないのはなぜか？ 82
06 脳の若さは、良質な油がつくる 84
07 「便利な油」をやめれば、血液サラサラ 88
08 スルメをよく噛めば、記憶力がよくなる 90
09 噛まずに「おいしい！」と感じるものには要注意 92
10 脳のためには、これを食べてはいけない 94
COLUMN アルツハイマー病は「水素水」で遠ざけられる 96

5章 なぜ、「糖質」が体に悪いのか？

01 「糖質は大事なエネルギー源」は大間違い 98
02 「白い炭水化物」は体の毒になる 100
03 焼き料理より「蒸し料理」か「煮込み料理」 102
04 間食が、体を〝スローミイラ化〟する!? 104
05 血糖値を急激に上げない食品を選ぼう 106
06 唐辛子パワーで、健康的に脂肪を燃やそう 108
07 体質がガラリと変わる「水飲み健康法」 110
COLUMN コーヒーで長寿ホルモンが増え、内臓脂肪が減る 112

6章 年齢に合った食べ方を始めよう

01 30代―玄米食、魚中心の食事に変えよう 114
02 40代―食べる順番、環境を工夫する 116
03 50代―低糖質・高酸素・高体温を心がける 118
04 60代―良質な肉が若返る力を与えてくれる 120
05 70代―マイペースに「生涯現役」を志す 122
06 80代―気の合う人との食事が寿命を延ばす 124
07 90歳以降―今後ますます元気でいるために 126

編集協力……………小松事務所
本文ＤＴＰ・カット……宇那木デザイン室
本文イラスト…………瀬川尚志

1章

「体内年齢」は食事で若くなる

01 老化を防ぐ万能食は、やっぱりコレ！

「**若返り**」――。

心躍る言葉ですね。私もこの年齢になったら、地位も名誉も欲しくはなくなりました。欲しいのは、若々しい体と活力を生み出せる精神。「**生涯現役**」**を貫ける健康長寿**こそが、私のささやかにして最大の願いです。

私はこの願いを実現すべく、日々食事に気を遣っています。「人は食べたものからつくられる」といわれますが、何を食べたかによって人生は決まってくるからです。

さあ、今日の一食は何を食べようか――。そう考えたら、体によいものを送り届けてあげたくなります。**長寿のもとは食にあり、若返りの妙薬も食にある**のです。

そんな「**長寿食**」**として第一におすすめなのは、納豆。**

日本人にとって納豆は、長寿のためのパワーも、若返りのためのパワーも兼ね備えている万能食です。あのネバネバの茶色の一粒には、腸を元気にする物質がたっぷりと詰まっています。

日本人は体と心を育てる食べ物を、毎日の食事の中で脈々と食べつないできました。その一つが納豆なのです。

私も毎日納豆を1～2パックは食べています。朝は必ず食べ、昼もできる範囲で食べるようにしています。

「生涯現役」を叶える長寿食

長寿食のすごい効能

1. いつまでも若い体が手に入る!
2. 一生医者いらずの体になる!
3. 生涯現役を叶える!

これが健康長寿に効果絶大な「長寿食」

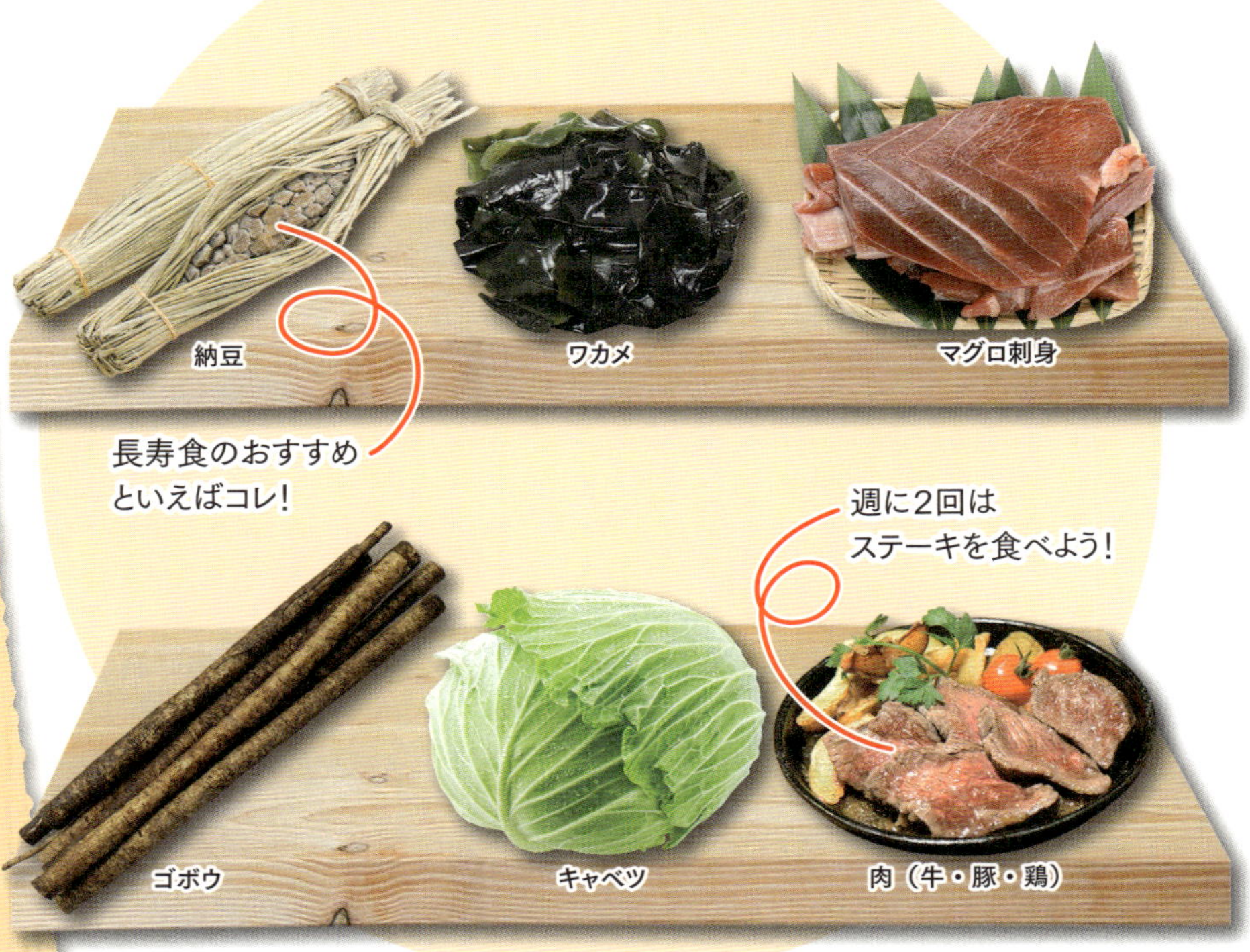
納豆
ワカメ
マグロ刺身
長寿食のおすすめ
といえばコレ!
週に2回は
ステーキを食べよう!
ゴボウ
キャベツ
肉（牛・豚・鶏）

02

「納豆＋ネバネバ食品」で免疫アップ

なぜ、納豆は長寿と若返りに効くのでしょうか。

納豆には、健康作用の高い栄養素がさまざま含まれています。たとえば、骨粗しょう症や女性の更年期障害を予防する「**イソフラボン**」、悪玉コレステロールや中性脂肪を減らす「**レシチン**」のほか、カルシウムの吸収をうながす「**ビタミンK**」もあります。

また、強力な抗酸化力を持つ「**ビタミンE**」も備えています。抗酸化力とは、細胞をサビつかせて老化やがんを引き起こす活性酸素を無毒化するパワーのことです。

納豆を食べるときには十分に練って、ネバネバをたっぷり引き出してあげましょう。そのうえで、ネバネバした食材を一緒に混ぜるとベストです。ネバネバ食材には、**腸内細菌の大好物である水溶性の食物繊維**がたっぷりと含まれています。

具体的には、**山芋やオクラ**、**モロヘイヤ**、**メカブ**などがおすすめです。これらのネバネバ食材を2つ以上納豆に混ぜましょう。これを私は「**ネバネバ3兄弟**」と呼んでいます。

簡単につくれるのに、免疫力を高めるパワーも腸の健康をうながすパワーもバツグンです。

「体内年齢が若くなる」食べ合わせ

最高の長寿食

納豆の4大栄養素

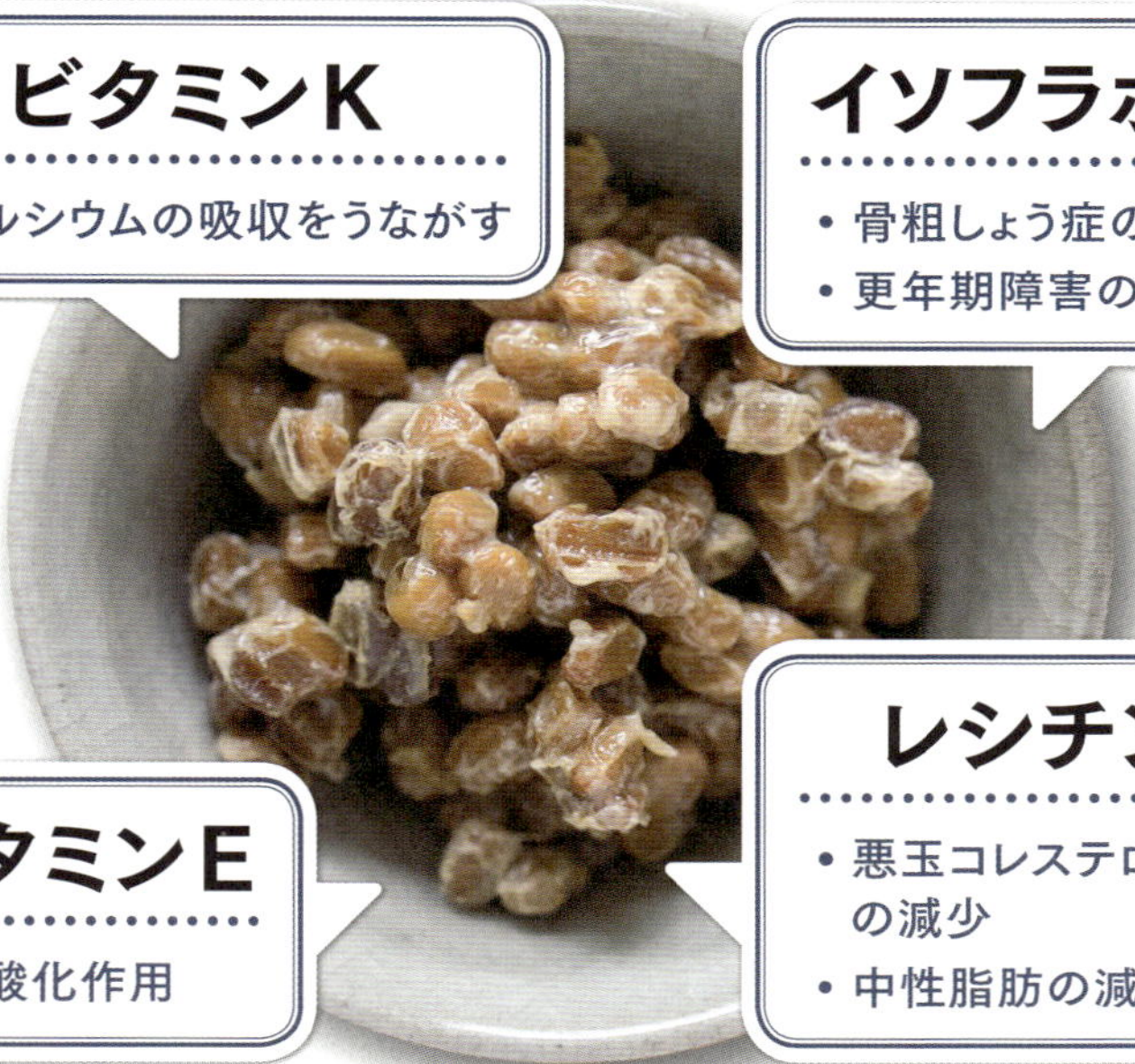

ビタミンK
- カルシウムの吸収をうながす

イソフラボン
- 骨粗しょう症の予防
- 更年期障害の予防

ビタミンE
- 抗酸化作用

レシチン
- 悪玉コレステロールの減少
- 中性脂肪の減少

＋

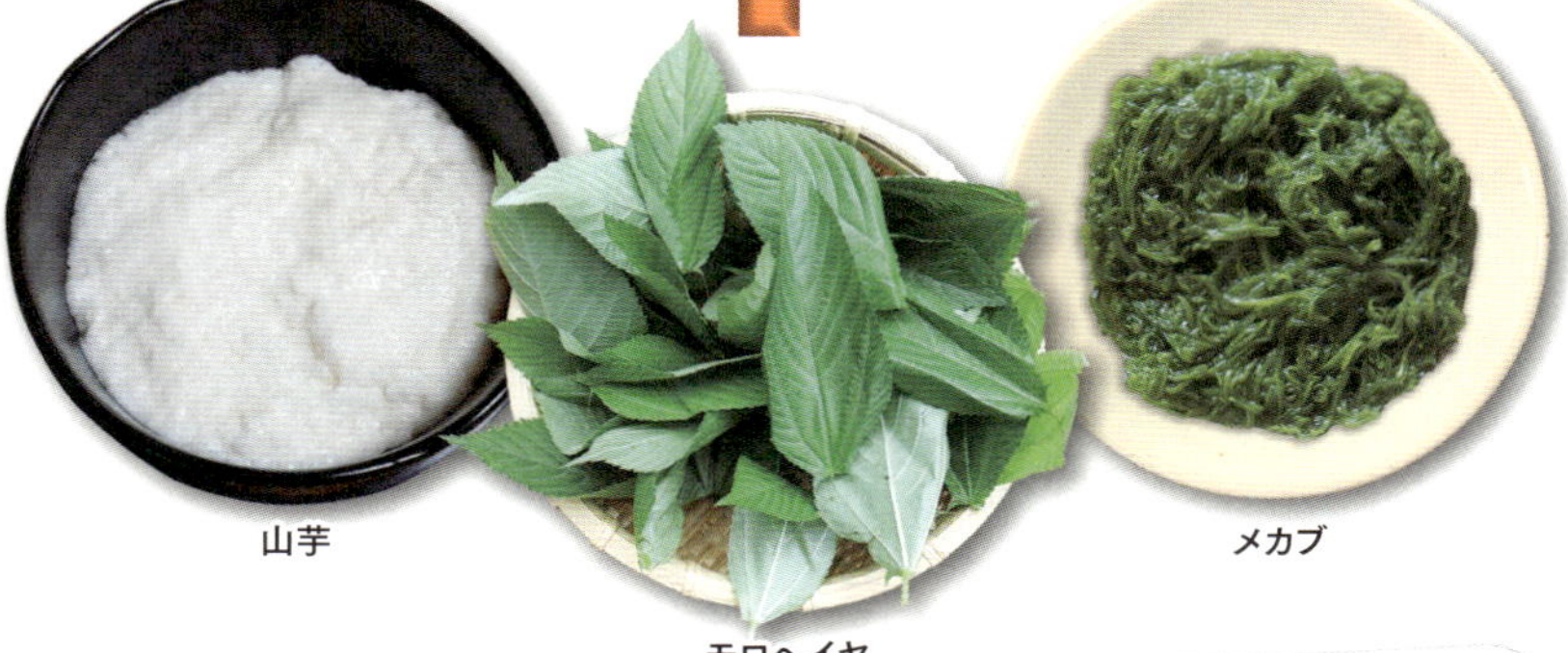

山芋　モロヘイヤ　メカブ

ネバネバ3兄弟＝食物繊維
- 腸の元気の源になる

03 「免疫力」が高い人は、ずっと若い

長寿と若返りには、「**免疫力**」がとても大切です。

免疫とは、病原菌などの外敵から体を守って病気にならるのを防いだり、かかった病気を治そうとしたりする体内システムのことです。

実は、人の命はこの免疫が握っているのです。

人体最大の免疫器官は、腸です。実に、免疫の7割を腸が築いています。腸の動きは腸内細菌に大きく影響されていて、腸内バランスが安定していれば、免疫力も向上します。

免疫力強化のために、日常的に食べておきたいのが、**納豆を代表とする発酵食品**。微生物の力で食べ物を熟成させてつくられる発酵食品には、いずれも免疫力を向上させる作用があります。

ちなみに、納豆に含まれる「納豆菌」は枯草菌《こそうきん》と呼ばれ、腸の常在菌である土壌菌の一種です。腸の常在菌を外から入れると、腸内細菌は仲間が入ってきたことに刺激され、働きが活性化します。

納豆菌などの枯草菌は、固い殻に覆われているのも特徴の1つ。そのため、胃という過酷な環境下を通り抜け、**生きて腸まで届くことができる**のです。

まずは免疫力を高めよう

免疫のすごい働き

1 感染防衛

ウイルスや細菌からの感染を防ぐ。

2 健康維持

疲労や病気、ストレスによるダメージを回復する。

3 老化予防

新陳代謝を活発にし、老化を防ぐ。

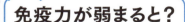

○ 免疫力を高めると？

- がんの発生を抑える
- 老化を防ぎ、若々しさが促進
- うつ病などの心の病気を予防

× 免疫力が弱まると？

- アレルギー性疾患の発症
- 自己免疫疾患の発症
- 老化が進み寿命が短くなる

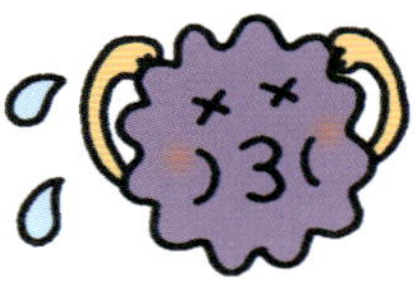

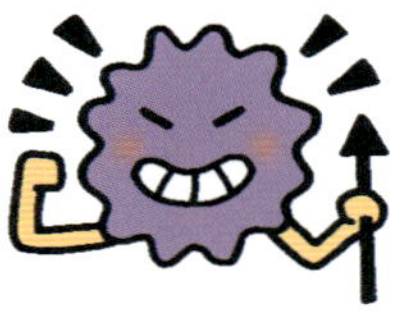

04

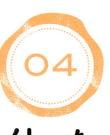

なぜ、大豆のタンパク質が体にいいか

若返り食品として、ぜひ食べていただきたいものがあります。それは、**「豆腐」などの大豆製品**。大豆製品には、タンパク質が豊富に含まれているからです。

若返りのためには、**タンパク質の働きがとても重要**です。人の体は、水分を除いたうちの約半分がタンパク質でできているからです。つまり、体をつくる材料として鮮度の高いタンパク質を体に送り込むことが、若々しさをうながす決定打になってくるのです。

私が注目しているのは、大豆のタンパク質に含まれる「β－コングリシニン」という成分です。**中性脂肪が肝臓でエネルギーに転換されるのをうながす**働きがあります。中性脂肪とは、体についたブヨブヨのぜい肉のこと。すなわち、肥満の原因物質です。

肥満の体は、細胞をサビつかせる活性酸素を出しやすくなり、腸内細菌や免疫機能にも大きな打撃を与えます。そこで積極的に食べていただきたいのがβ－コングリシニンを含んだ大豆製品というわけです。

私は、冬だけでなく、夏でもよく**豆乳鍋**を食べます。定期的に豆乳鍋を食べておくと、**活性酸素の害を減らす**ことができ、動脈硬化の予防にもなります。

大豆製品を上手にとろう！

体が若返る豆乳鍋

最強のタンパク質
「β－コングリシニン」が
脂肪をエネルギーに換える！

キノコには食物繊維がたっぷり！
腸が元気になって体の中から若返る！

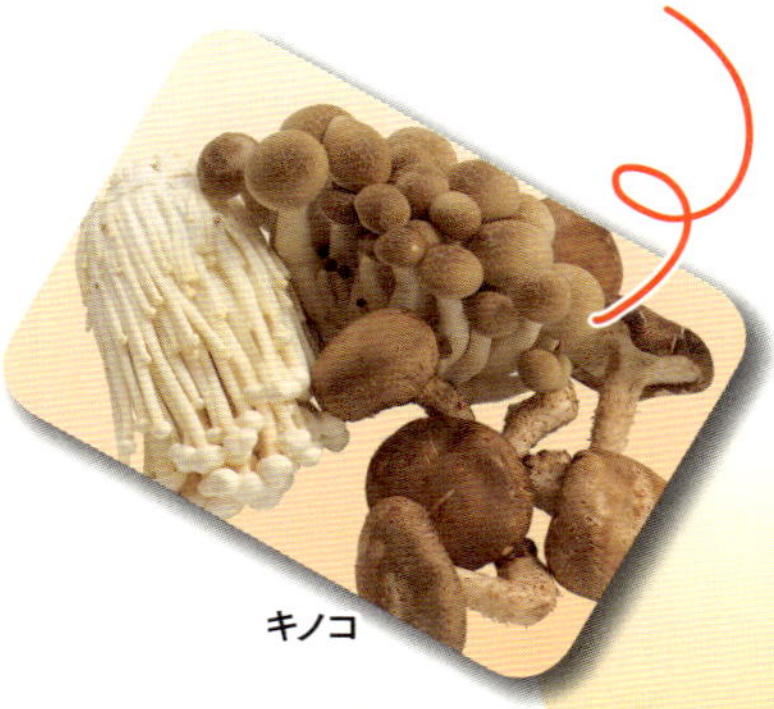
キノコ

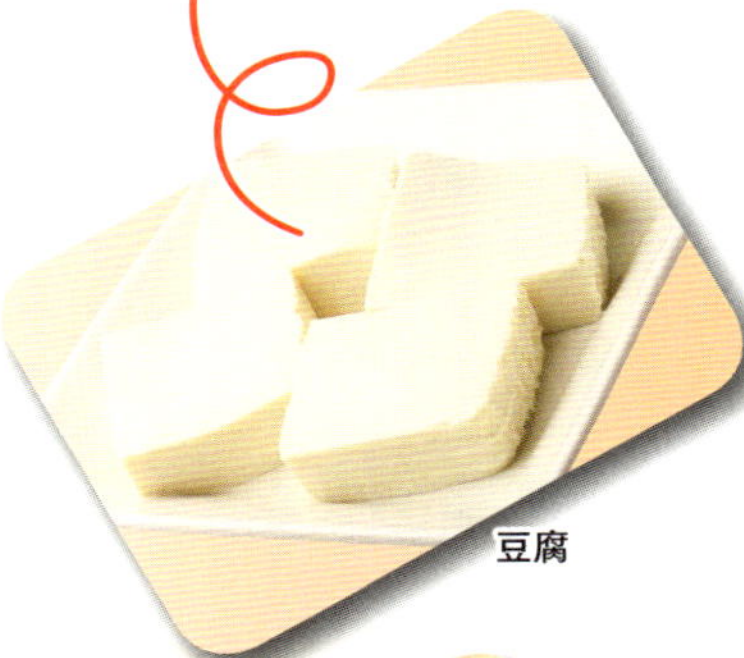
豆腐

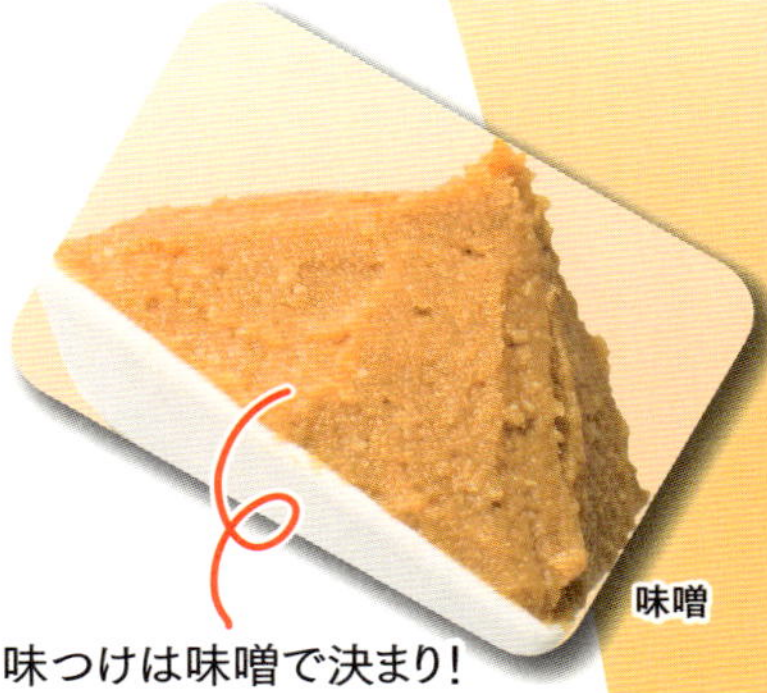
味噌

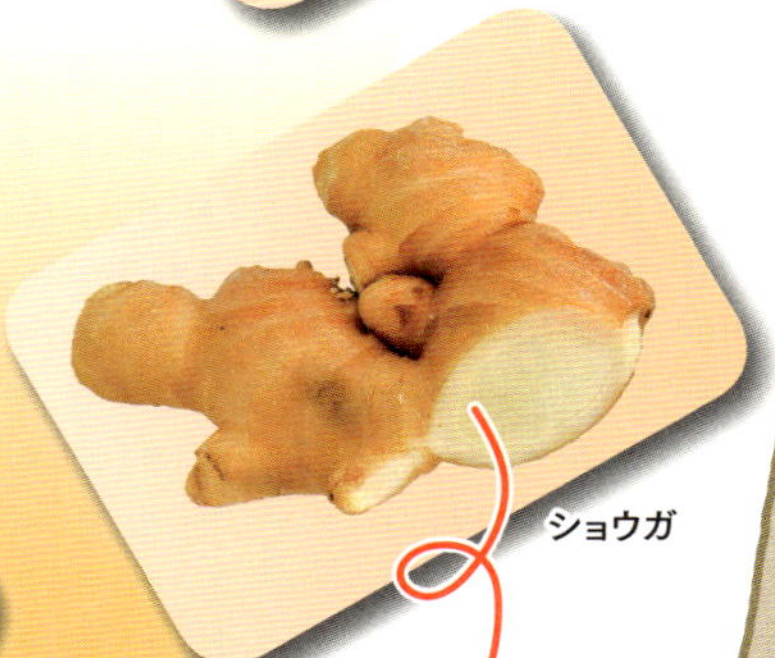
ショウガ

ショウガの栄養成分
「ジンゲロン」が体を内側
から温める。
免疫力アップ！

味つけは味噌で決まり！
たくさんの発酵菌を含み、
体の酸化を防ぐ！

05

寿命を縮める「活性酸素」とは？

「活性酸素」——強力な酸化力を持つ物質で、老化を導き、寿命を縮めてしまう原因物質です。

そもそも私たちの体細胞は、糖質をエネルギー源とする「解糖《かいとう》エンジン」と、酸素を燃焼させて効率よくエネルギーを生成する「ミトコンドリアエンジン」という、2つのエンジンがお互いに助け合いながら動いています。

50歳頃までは**瞬発力に長けた解糖エンジン**をメインで動かし、50歳を過ぎた頃から**持久力に長けたミトコンドリアエンジン**に切り替えるのが理想的です。

それにもかかわらず、**50歳を過ぎて糖質を大量にとり過ぎていると、**解糖エンジンばかりが働いてミトコンドリアエンジンの働きを邪魔します。すると、ミトコンドリアエンジンの働きが悪くなり、ミトコンドリア自体の数も減ってしまいます。

また、過剰な糖質摂取は肥満や糖尿病を招き、結果的に大量の活性酸素が体内に発生するようになります。

やがて、体内の脂質が活性酸素の攻撃を受けると、**「過酸化脂質」という悪玉物質**に変質します。この過酸化脂質が血管を傷つけ、柔軟性を失わせることによって動脈硬化が起こってくるのです。

50歳からは糖質を控えよう！

○ 50歳からは糖質を控える
→ミトコンドリアエンジンが正常作動！

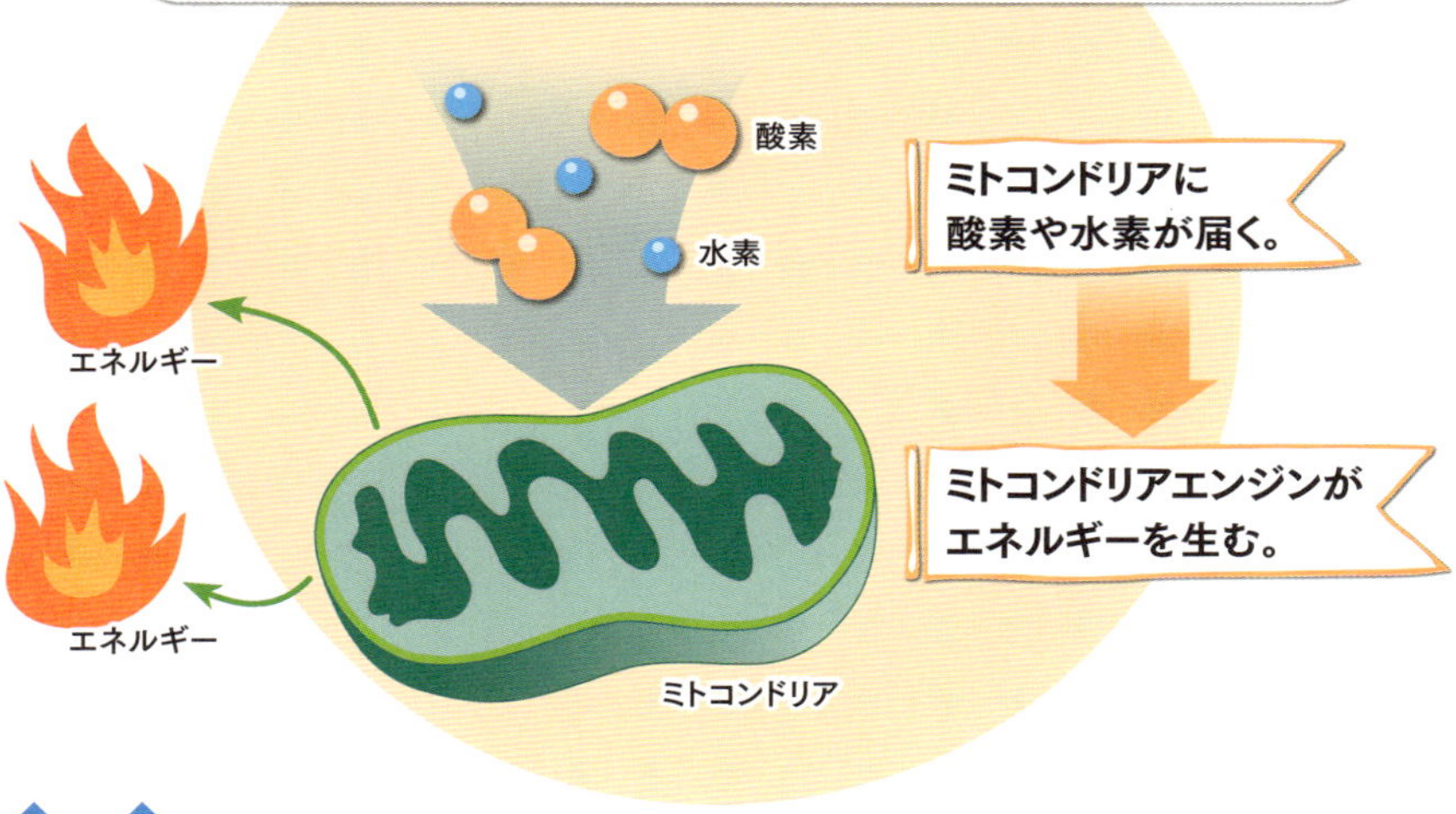

× 50歳から糖質をとり過ぎる
→解糖エンジンが過剰作動

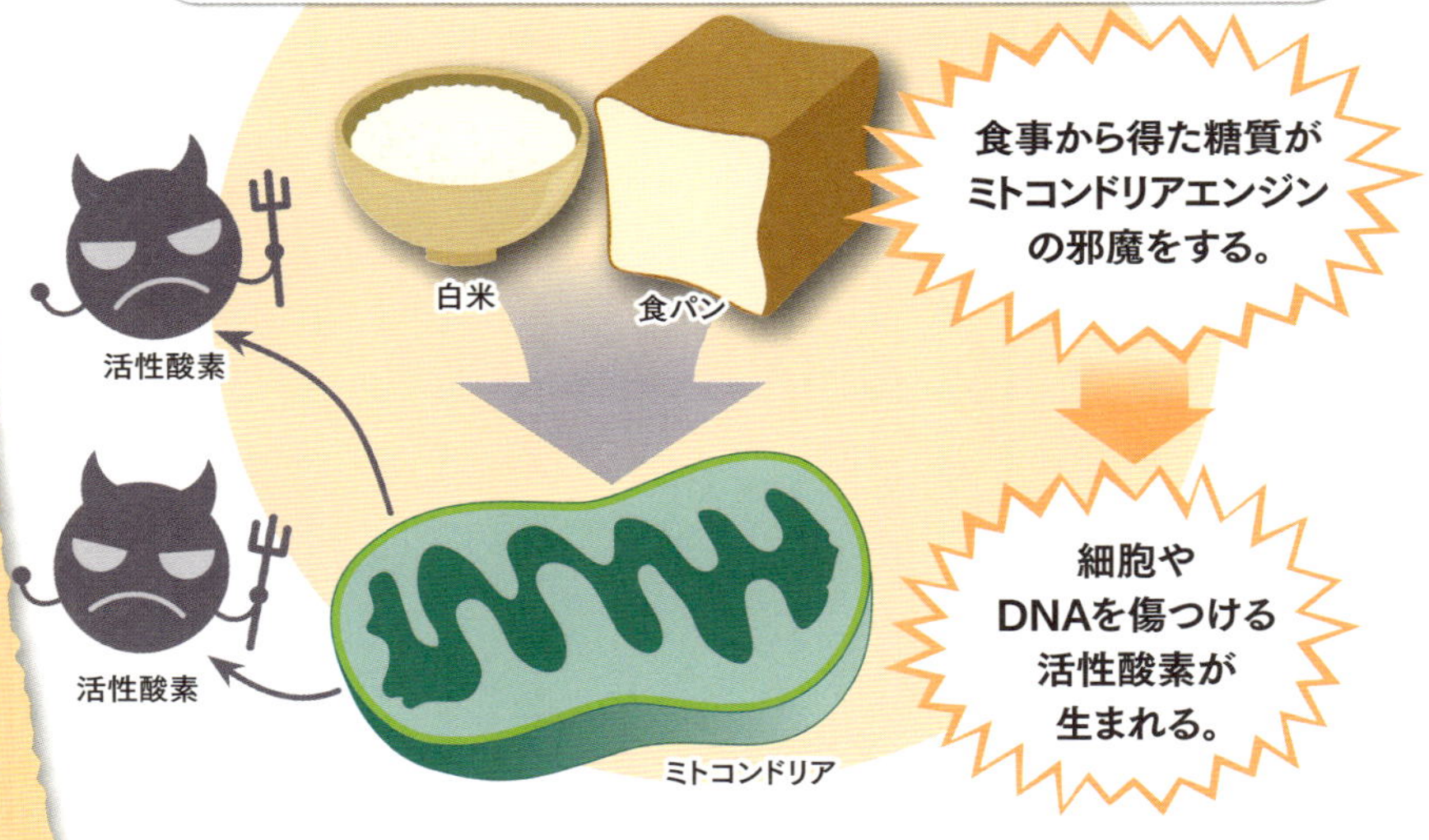

06

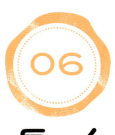

イワシのしらす干しが、長寿ホルモンを増やす

「**長寿ホルモン**」と呼ばれる成分があります。

その正体は**ＤＨＥＡ（デヒドロエピアンドロステロン）**――腎臓の隣に位置する副腎《ふくじん》や性腺《せいせん》から血中に分泌される男性ホルモンの一種です。

タンパク質を同化する作用があり、筋肉を増強して消費エネルギーを増大させ、脂肪の燃焼率を高めます。

ほかにも、脂肪細胞に作用して血液中のブドウ糖（血糖）の濃度を調節するインスリンの感受性を高めてくれます。すなわち、**糖尿病を予防してくれる**のです。

この長寿ホルモンを増やすには、イワシが効果的です。

イワシに含まれる「セレン」は、副腎を活性化することがわかっています。副腎が活性化すれば、ＤＨＥＡの分泌量を増やすことができます。イワシのなかでも、とくにおすすめなのは、しらす干しです。

ＤＨＥＡの分泌量を直接増やす食品もあります。それは、納豆などの大豆製品です。**大豆に含まれる「イソフラボン」は、ＤＨＥＡの材料**になります。

基本的に、**ＤＨＥＡは食事で増やす**ことを考えてください。サプリメントなどの服用はおすすめしません。過剰摂取は思わぬ病気の原因になるからです。

長寿ホルモン「DHEA」を増やそう!

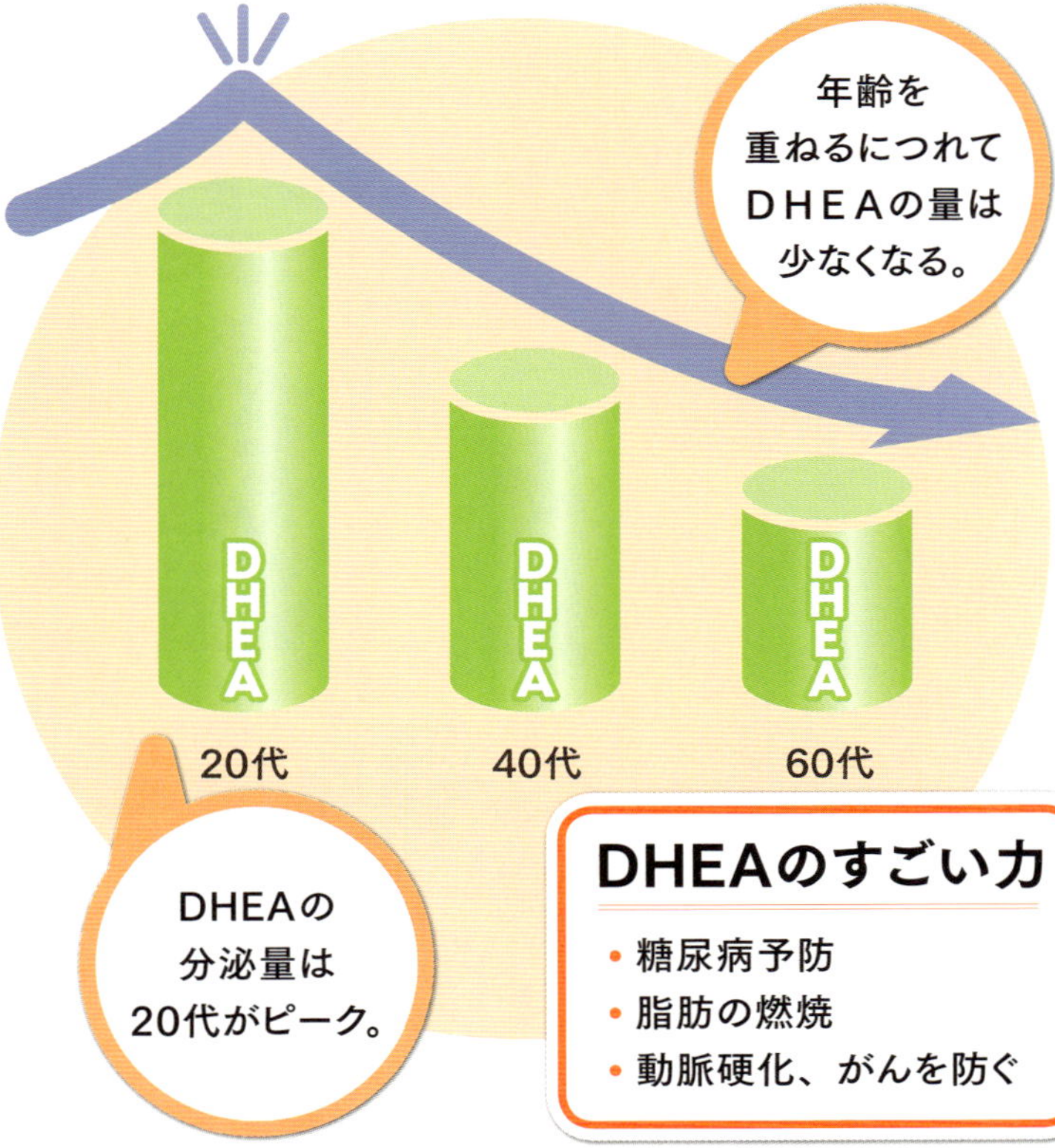
年齢を
重ねるにつれて
DHEAの量は
少なくなる。
DHEA
DHEA
DHEA
20代
40代
60代
DHEAの
分泌量は
20代がピーク。

DHEAのすごい力

- 糖尿病予防
- 脂肪の燃焼
- 動脈硬化、がんを防ぐ

DHEAを増やす食材

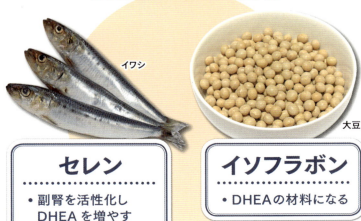

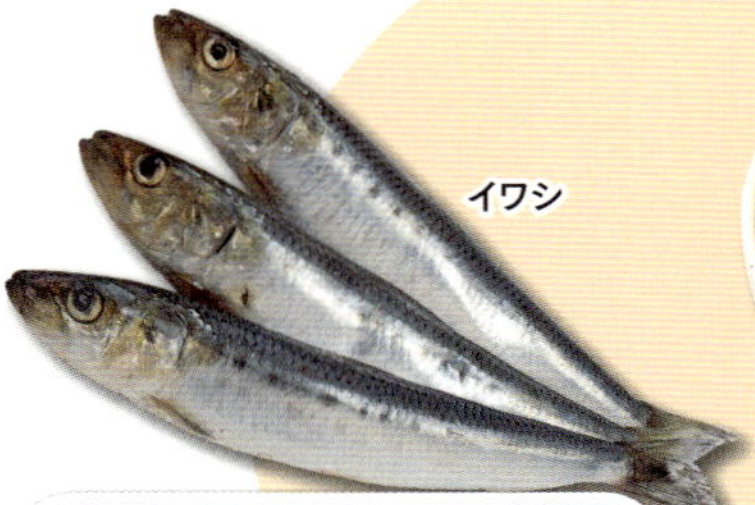
イワシ

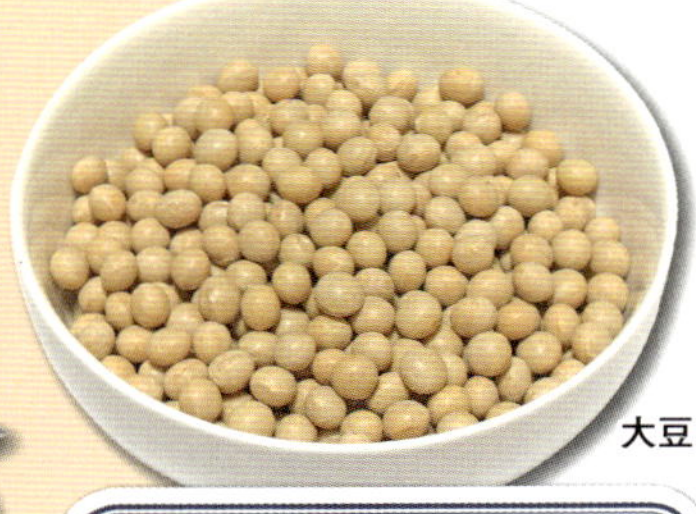
大豆

セレン

- 副腎を活性化し
DHEA を増やす

イソフラボン

- DHEAの材料になる

07

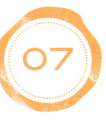

赤ワインで、長寿遺伝子がオンになる

「酒は百薬の長」――**若返りに効くのは赤ワイン**です。

フランス人は、高脂肪食を好むのに、動脈硬化や心臓疾患の発症率が低いという不可思議な現象が見られます。この「**フレンチパラドックス**」と呼ばれる現象は、赤ワインが起こしていると考えられています。フランス人は、強力な抗酸化力を持つ赤ワインを日常的に飲んでいるため、それが動脈硬化を防いでいるのです。

仕組みを説明しましょう。「**遺伝情報の設計図**」とも呼ばれるDNA（デオキシリボ核酸）は、無数の遺伝子が鎖のように連なる非常に長い物質です。この遺伝子の鎖には、寿命や老化、若返りなどに関与しているとされる「**長寿遺伝子**」が存在しています。

長寿遺伝子は、ふだんは眠っていて稼働していません。ところが、ある条件が整うとスイッチがオンになることがわかりました。その条件の1つが、**ブドウや赤ワインに含まれる抗酸化物質「レスベラトロール」**を摂取することだったのです。

ただし、いくら長寿遺伝子を呼び起こすとはいえ、1日のお酒は、日本酒換算で2合までにすること。それ以上は免疫細胞の活性が低下してしまいます。

「赤ワイン」は良質な若返りドリンク

長寿遺伝子とは？

- 老化を遅らせ寿命を延ばす遺伝子
- 誰もが持っているものの普段はスイッチがオフになっている

赤ワインで長寿遺伝子のスイッチをオンに！

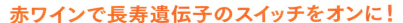

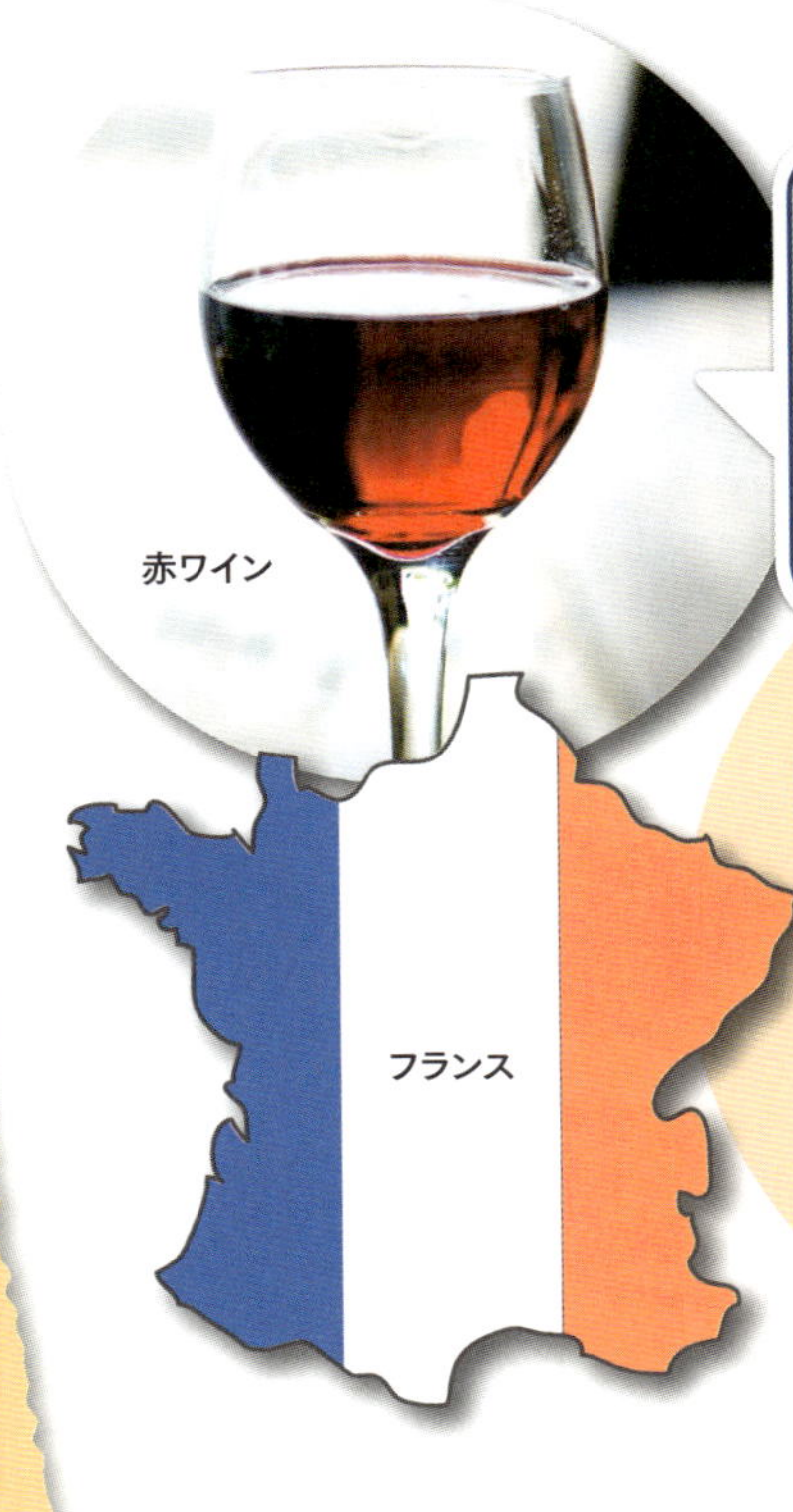

レスベラトロール

- 強力な抗酸化物質
- 長寿遺伝子のスイッチをオンにする働きがある

「フレンチパラドックス」

フランス人は高脂肪食を好むが、日常的に赤ワインを飲むので動脈硬化、心筋梗塞になりにくい。

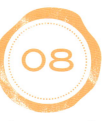

08 ブドウやリンゴが、細胞を長持ちさせる

あなたの寿命を決めているのは何か知っていますか？

答えは「**テロメア**」と呼ばれる、染色体の一部です。

テロメアは、染色体の腕の末端に鞘《さや》のようにかぶさっている構造物です。細胞は分裂のたびに、核内に収められた染色体も正確にコピーし、新しい細胞に受け継ぎます。その際、テロメアは数を減らし、短くなります。

テロメアは「寿命の回数券」とも呼ばれます。上手に使えば、人は125歳まで生きられると考えられています。ところが使い方が荒いとテロメアの短縮は速まります。テロメアを無駄にするのは、病気や乱れた生活習慣、喫煙などです。なかでも、最も**テロメアの短縮を急がせてしまうのは活性酸素**です。

ブドウとリンゴには、活性酸素の害を消せる強力な抗酸化物質やビタミン類が豊富です。順天堂大学加齢制御医学講座の白澤卓二教授の研究によれば、「長寿村」として知られる長野県高山村の高齢者の大半が、全国平均よりテロメアが長いことがわかりました。この地域はブドウとリンゴの生産がさかんで、頻繁に食べられています。そのことが住民の長寿を築いている一因ではないかと考えられています。

寿命の回数券「テロメア」って何？

テロメアとは？

- 人の寿命を決めている染色体の一部
- 「寿命の回数券」と呼ばれ、上手に使えば人は125歳まで生きることができる

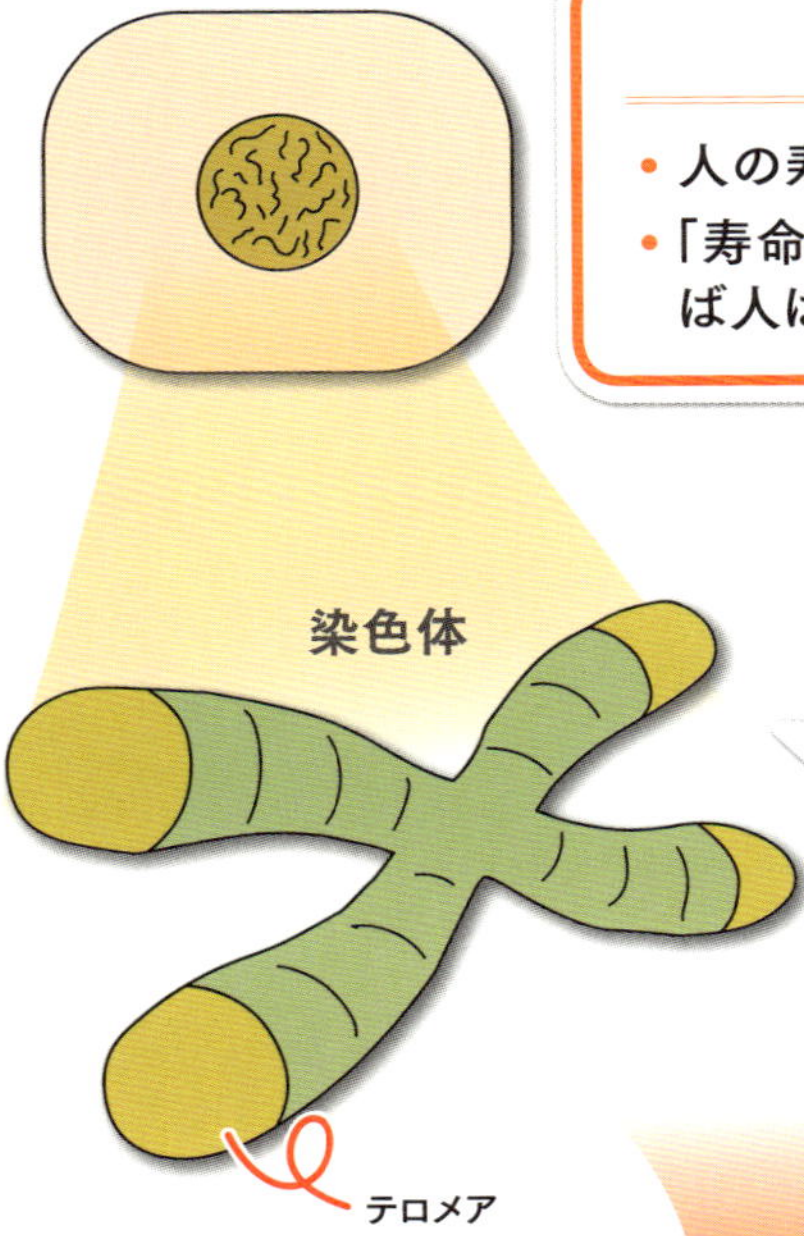

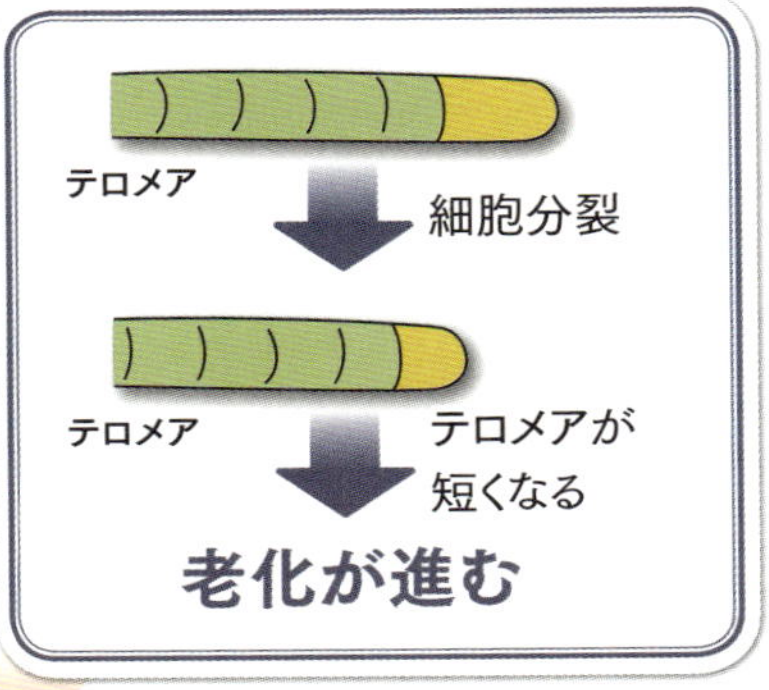

抗酸化力が高い果物を食べると……

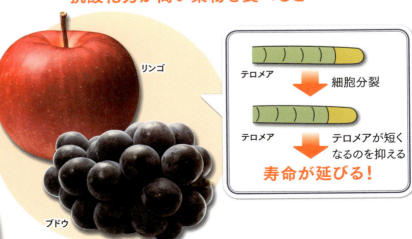

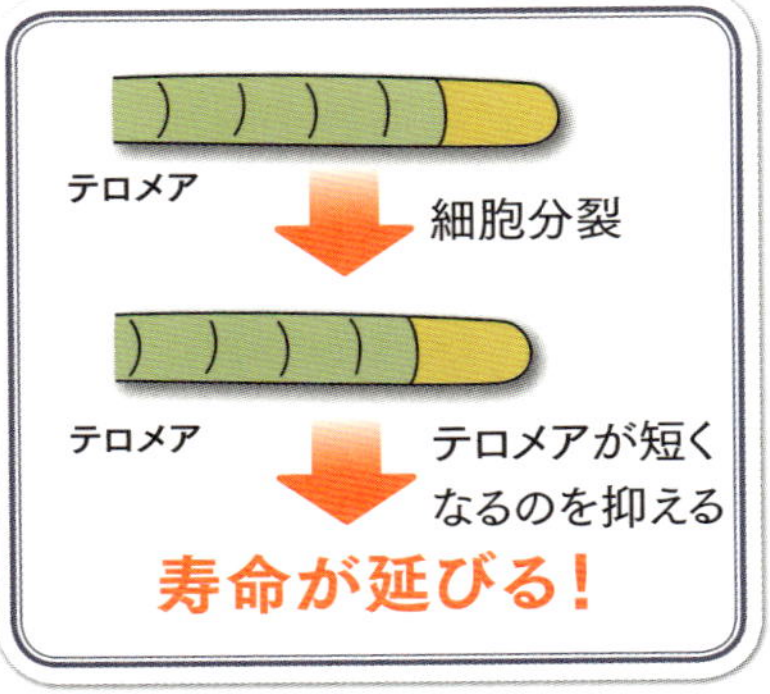

09

鶏レバーで、老化速度がゆるやかに

テロメアによい栄養素として、今とくに注目されているのは、「**葉酸**」です。葉酸とは、水溶性のビタミンB群の一種です。

葉酸を多く含む食品のナンバーワンは、鶏レバーです。次に、牛レバー、豚レバー、うなぎの肝と続きます。植物性食品では、海苔や緑茶の茶葉、抹茶、枝豆、モロヘイヤ、芽キャベツにも豊富です。

葉酸の欠乏は、「ホモシステイン」という悪玉アミノ酸を血中に増やし、血管や神経を傷つけます。血管が傷つけられると、そこから動脈硬化が起こってきます。

また、損傷した箇所では、新しい細胞をつくるために細胞分裂のスピードが加速し、そのたびにテロメアは短くなっていきます。すなわち**葉酸の欠乏は、テロメアの短縮と動脈硬化を同時に進めてしまう**のです。

葉酸をきちんと摂取している人は、テロメアの短縮のスピードをゆるやかにできます。

米国や英国をはじめとする世界60カ国では、穀類に葉酸を添加することが義務づけられています。また、**葉酸を多く摂取することで、脳卒中や心筋梗塞、認知症の発症リスクが減る**という研究結果も発表されています。

長寿に効く栄養素「葉酸」

葉酸とは?

- テロメアの短縮のスピードをゆるやかにする
- 脳卒中や心筋梗塞、認知症の発症リスクを抑える

成人の1日の推奨量:240μg(上限量:900μg)

葉酸が豊富な食材

動物性食品

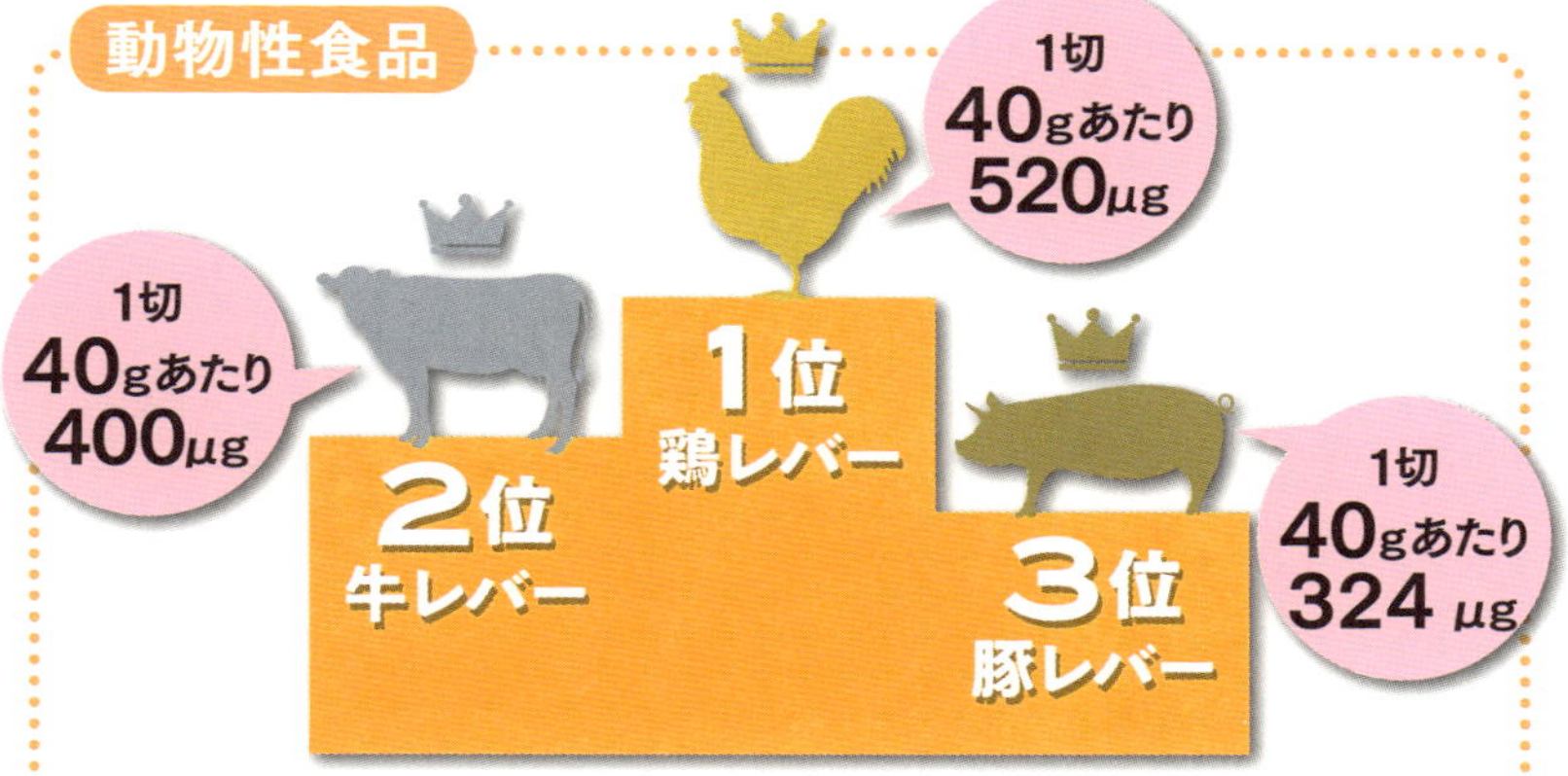

1位
鶏レバー
1切 40gあたり 520μg
2位
牛レバー
1切 40gあたり 400μg
3位
豚レバー
1切 40gあたり 324 μg

植物性食品

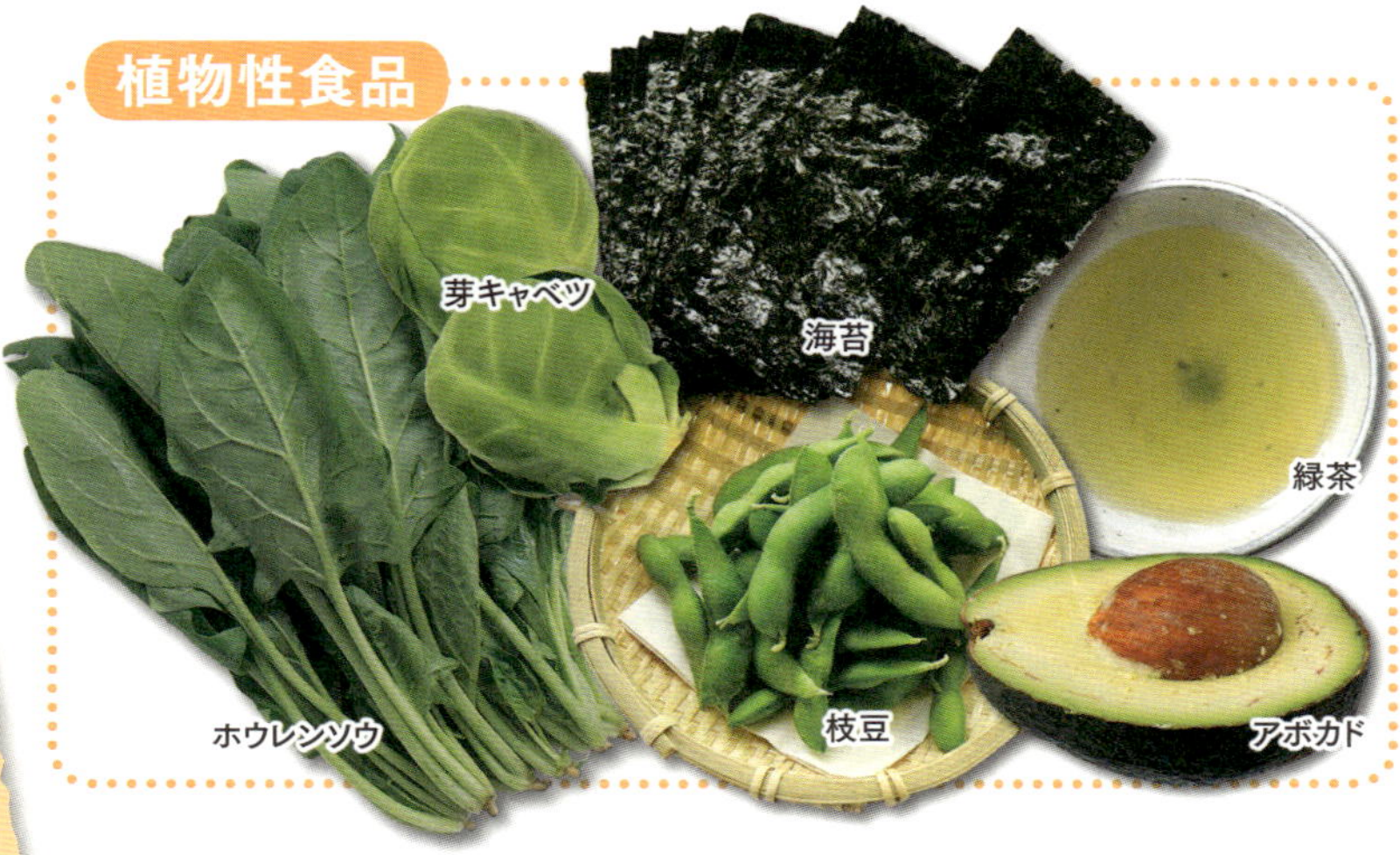

芽キャベツ
海苔
緑茶
ホウレンソウ
枝豆
アボカド

10 氷結水――自宅の冷凍庫でつくれる若返りの水

私の専門は、寄生虫学や感染免疫学ですが、世界の飲料水の調査も行なってきました。訪れた国は60カ国超。調査の過程で、「魔法の水」と現地の人たちに崇められている水に出合いました。その1つが**雪どけ水**です。

雪どけ水には、**生物を元気にする力**があるといいます。北極では氷がとけた海水でプランクトンの異常増殖が確認されています。旧ソ連の学者たちは、雪どけ水が種の発芽を早め、植物の成長を促進させ、鳥のヒナの成長を早めたと報告しています。

日本にも古代から、雪どけ水を飲むと若返るといわれる「変若水《おちみず》」の信仰があります。肌が白くて美しい「秋田美人」は、豪雪地帯の雪どけ水が生むと考えている人もいます。雪どけ水には炭酸ガスと酸素が多くとけ込み、これが秋田美人の美肌をつくるのだろうということです。

そこで、私は雪どけ水を参考に、「若返りの水」を自宅で簡単につくる方法を考えました。これを私は「**氷結水**」と呼んでいます（つくり方は、左図を参照）。

すっきりとしてまろやかな味わいが特徴の水です。**おいしく、若返り・美肌効果を期待できる水**が、自宅の冷凍庫で簡単につくれます。ぜひ、試してみてください。

若返りの水「氷結水」をつくってみよう

氷結水のつくり方

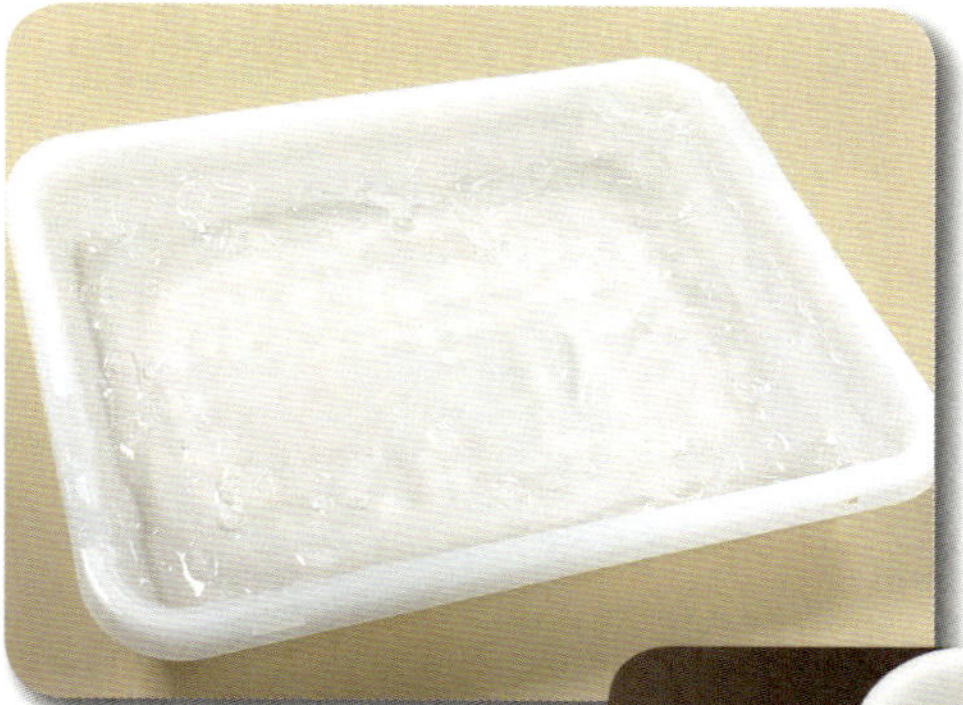

①大きめの平らな容器に水道水を入れ、冷凍庫で半分だけ凍らせる。

②その氷の中央を割って、まだ凍っていない水を捨てる。

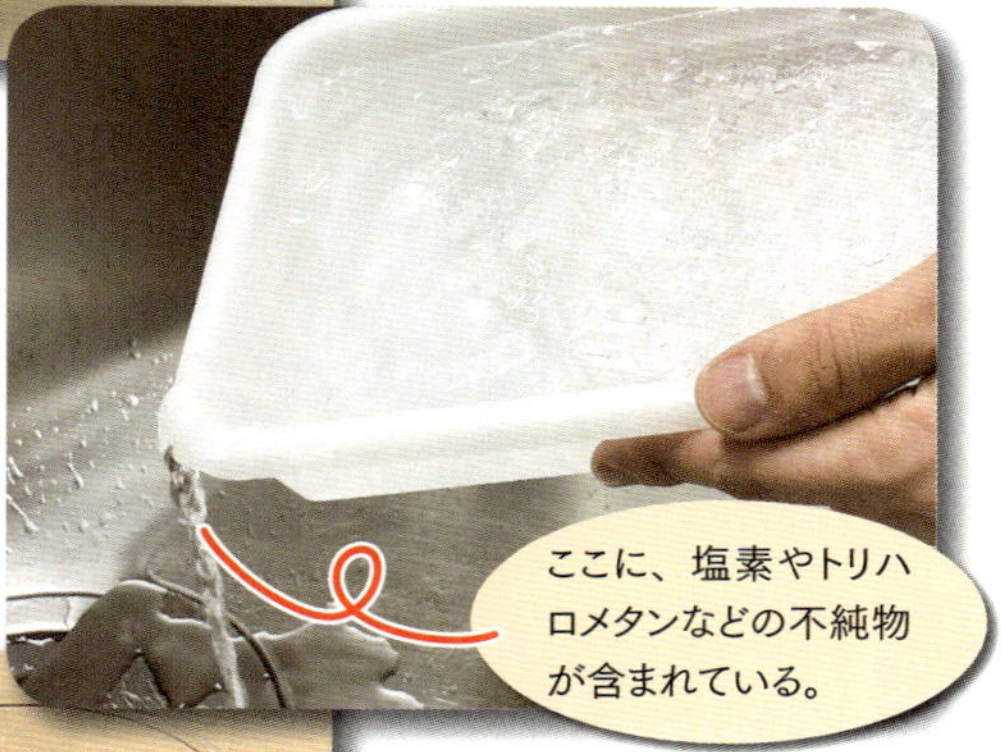
ここに、塩素やトリハロメタンなどの不純物が含まれている。

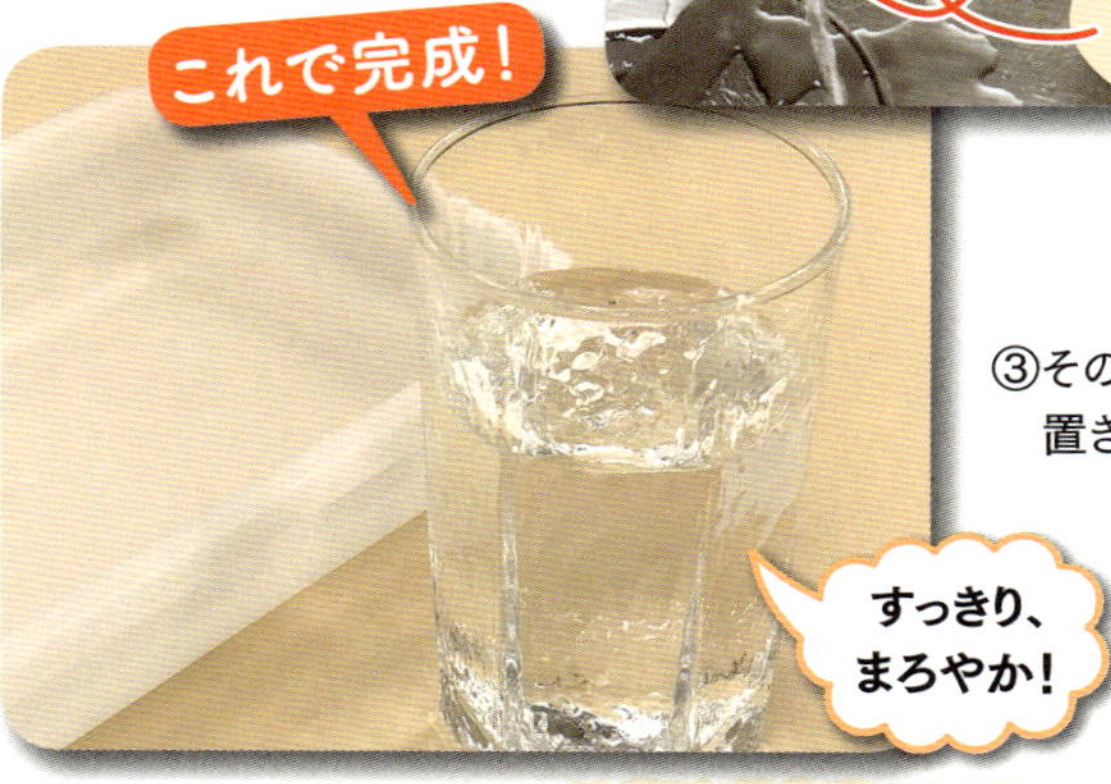
これで完成！
すっきり、まろやか！

③そのまま水を室温に置き、氷をとかす。

おいしくて、若返り、美肌効果を期待できる！

COLUMN

高コレステロールの人こそ、卵を食べよ

「卵はコレステロール値が高いから控えなさい」

これは誤った健康常識の1つです。

「生涯現役」をまっとうされ、92歳で亡くなられた大女優の森光子さんも、「健康のため」と卵を毎日3～4個も食べていたことは有名な話です。

コレステロールには「善玉」と「悪玉」があります。

「善玉」と呼ばれるHDLコレステロールには、血管内に溜まった余分な脂質を包み込んで、肝臓に戻す働きがあります。すなわち、この余分な脂質こそ、中性脂肪や「悪玉」と呼ばれるLDLコレステロールです。

また、**卵には「レシチン」という栄養素が豊富**に含まれています。レシチンは、脂肪と水を混ぜ合わせる強力な乳化作用を持っています。善玉コレステロールが、中性脂肪や悪玉コレステロールの回収屋として働いてくれるのは、レシチンを豊富に保持しているからです。

健康長寿を目指すならば、卵は毎日食べるべきです。レシチンをしっかり摂取しておくと、善玉コレステロールを増やすことができます。

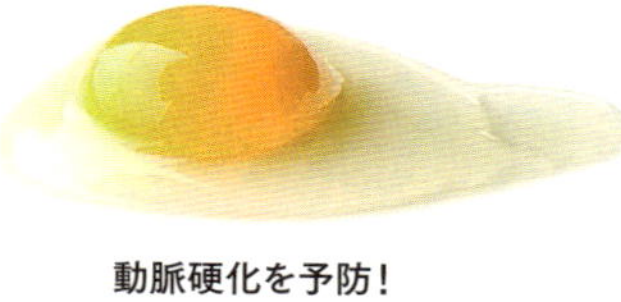

動脈硬化を予防！

2章

免疫力の高い体は、がんにならない

01 抗がん作用が1番高い食品は？

今や日本は、2人に1人ががんになる時代――。死ぬまで元気であり続けるには、がんを防ぐことが最重要課題といえます。

がんのリスク遺伝子を同じように持っていても、発症する人もいれば、しない人もいます。がんの発症には、**遺伝子よりも生活習慣のほうが関与している**ことがわかっています。なかでも最重要なのが「食事」です。

それでは問題です。食べ物のなかで**最も抗がん作用が高い**といわれているのは、何でしょうか。

答えは、**ニンニク**です。

アメリカの国立がん研究所は「植物性食品には、がんを抑える作用がある」という疫学調査を行ない、がんを予防する食品をまとめて「デザイナーフーズ・ピラミッド」を作成しました。この食品群のなかでトップに輝いたのがニンニクなのです。

すりおろしたもの、焼いたもの、炒めたもの……さまざまな調理法で、**1日4グラム程度**をとるとよいでしょう。4グラムとは、小さめなものならば約1かけです。

左図のランキングを参考に、今の食生活を見直してみてはいかがでしょうか。

がんを抑える最強食ランキング

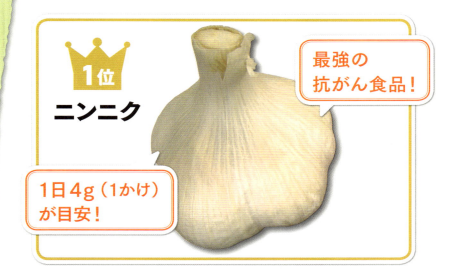

1位

ニンニク

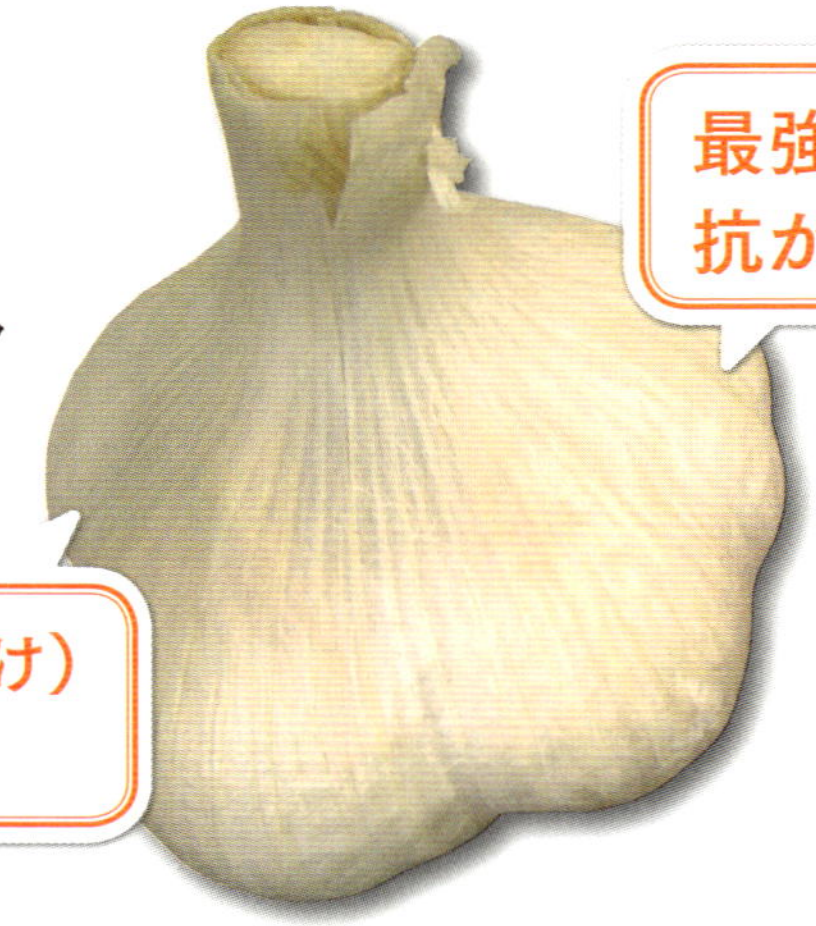

最強の
抗がん食品！

1日4g（1かけ）
が目安！

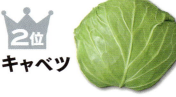

2位

キャベツ

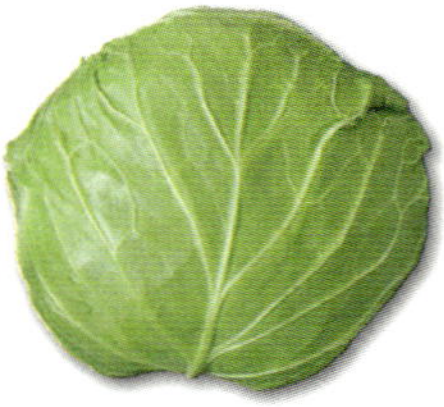

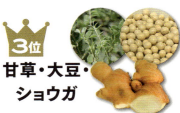

3位

甘草・大豆・ショウガ

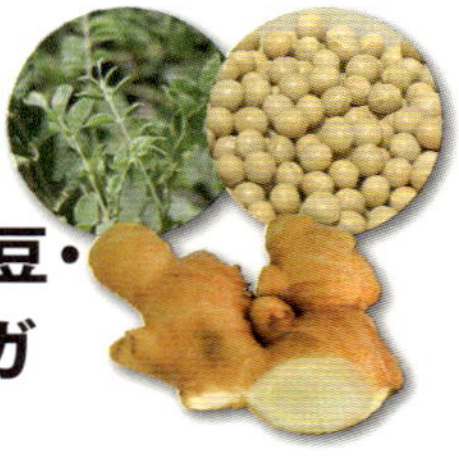

4位 セリ科植物
（ニンジン・セロリ・パースニップ）

5位 タマネギ・お茶・ターメリック

6位 玄米・全粒小麦・亜麻

7位 柑橘類
（オレンジ・レモン・グループフルーツ）

8位 ナス科植物
（トマト・ナス・ピーマン）

9位 アブラナ科植物
（ブロッコリー・カリフラワー・芽キャベツ）

10位 メロン・バジル・タラゴン・エンバク

11位 ハッカ・オレガノ・キュウリ・タイム・アサツキ

12位 ローズマリー・セージ・ジャガイモ・大麦・ベリー

（アメリカ国立がん研究所「デザイナーフーズ・ピラミッド」より）

02 免疫細胞は、キノコで強化できる

キノコには、**免疫力を高める「β－グルカン」**という成分が多く含まれます。

この成分は、天然物質のなかで最も有効な免疫増強物質といわれ、腸内細菌や酵母、菌類、カビ類などの細胞壁にも存在しています。

医療が存在しなかった人類の歴史の大部分は、寄生虫や細菌、ウイルスなどの微生物の攻撃にさらされ続けてきた歴史でもあります。こうした外敵との絶えまない攻防が、人体に強固な免疫システムを築かせました。そのおかげで人類は今日にいたるまで生き残り、数を増やすことができたのです。

人体の**免疫のシステムはβ－グルカンによく反応**します。β－グルカンは、外敵となる微生物の細胞壁にも存在しているからです。キノコのβ－グルカンが腸内に入ってくると、免疫細胞は外敵が入ってきたと勘違いしてパワフルに働き出します。そのパワフルさで、がん細胞にも反応し、攻撃を繰り返してくれるのです。

キノコを食べるならば、種類はなんでもかまいません。シイタケやエリンギ、シメジ、エノキダケなど、種類を変えて毎日の料理に添えるとよいでしょう。

キノコを食べるたびに免疫アップ！

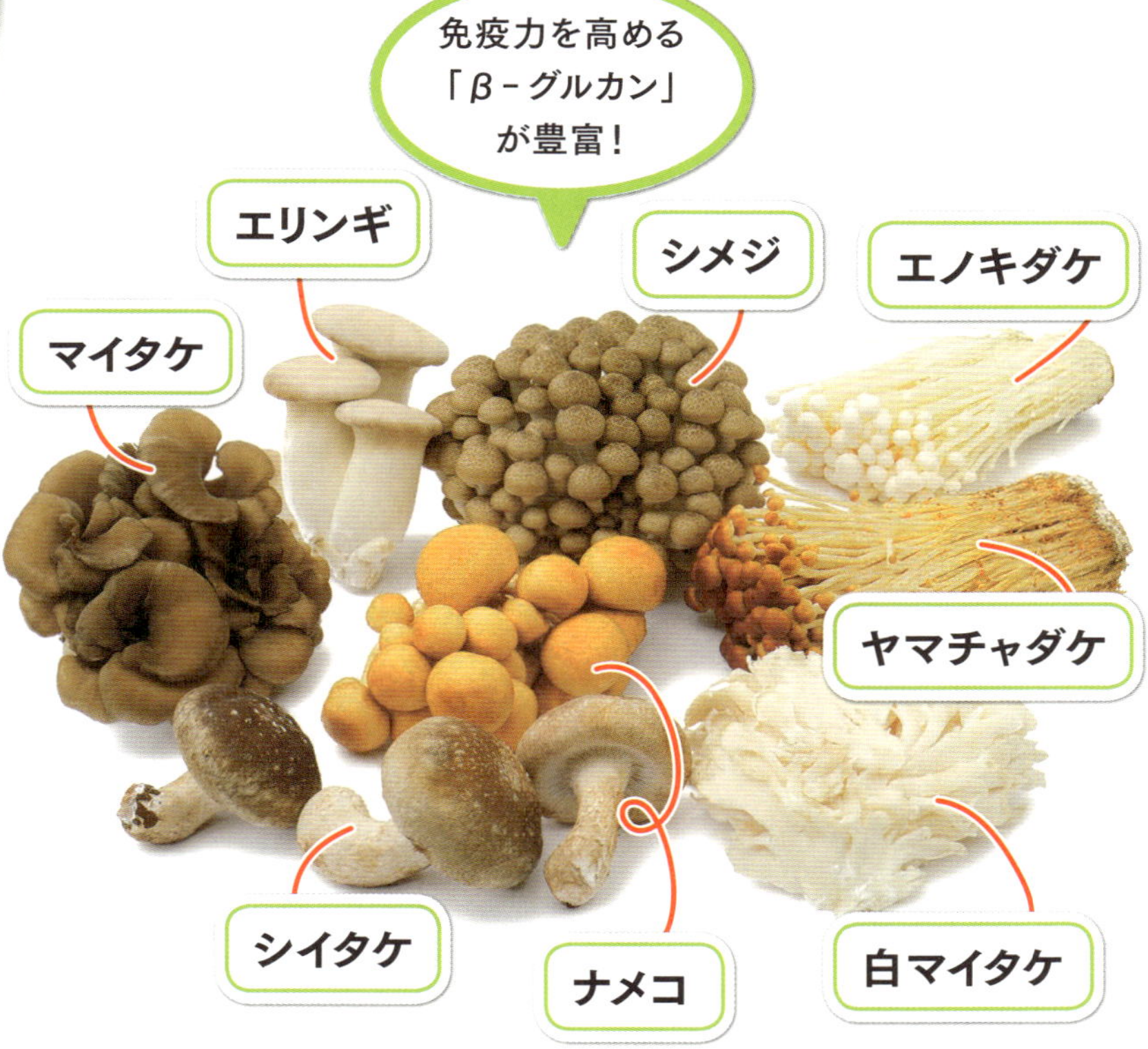
免疫力を高める
「β－グルカン」
が豊富！
エリンギ
シメジ
エノキダケ
マイタケ
ヤマチャダケ
シイタケ
ナメコ
白マイタケ

種類を変えて毎日食べよう！

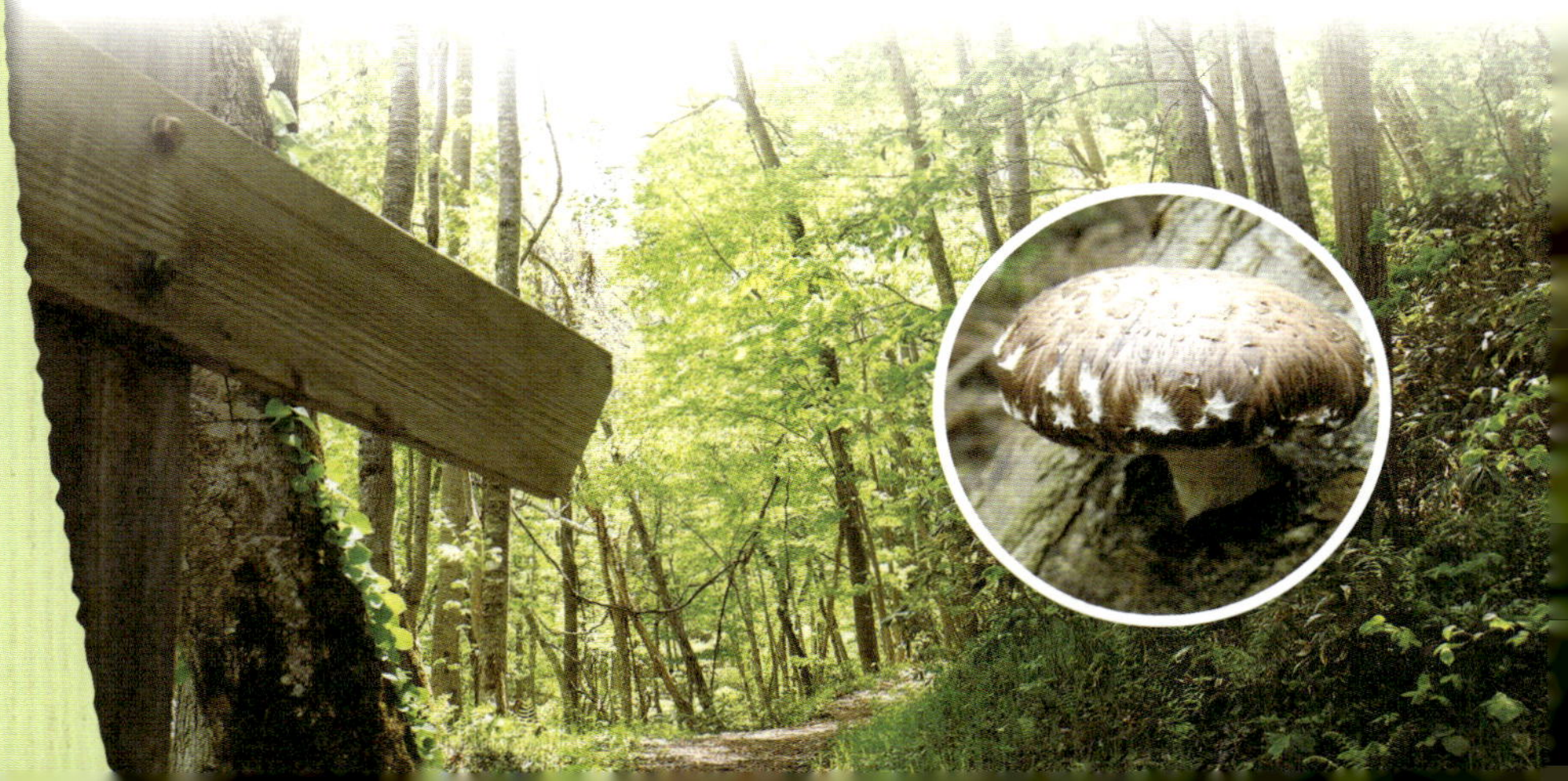

03 がん予防の決め手は「抗酸化力」

キノコのがん抑制効果は他にもあります。「**活性酸素**」**を消す抗酸化作用を持つ**のです。

私たちが体内にとり込んだ酸素は、約2%が活性酸素に変化します。この2%の活性酸素は、呼吸している以上、防ぎようのないものです。

また、活性酸素は免疫反応の1つでもあります。外敵が体内に侵入したとき、その強力な酸化力で敵を倒します。しかし、発生量が多過ぎると、体内の細胞まで傷つけてしまいます。すると、活性酸素に傷つけられた細胞が、がん細胞へと変異してしまうのです。

ですから、がんを防ぐには活性酸素を体内で消去することが必要です。ところが困ったことに、現代の生活は活性酸素を発生させるものであふれているのです。

現代の便利な生活は、その大部分を電化製品に支えられています。あらゆる電化製品からは、電磁波が発生します。その**電磁波を浴びるたび、体内では活性酸素が充満した状態**になります。これが現代人にがんが増えている理由の1つだといわれています。

だからこそ、キノコに代表される抗酸化力の高い食べ物を、現代人は毎日とる必要があるのです。

活性酸素の「毒」から身を守ろう！

現代の生活は、
活性酸素の危険がいっぱい！

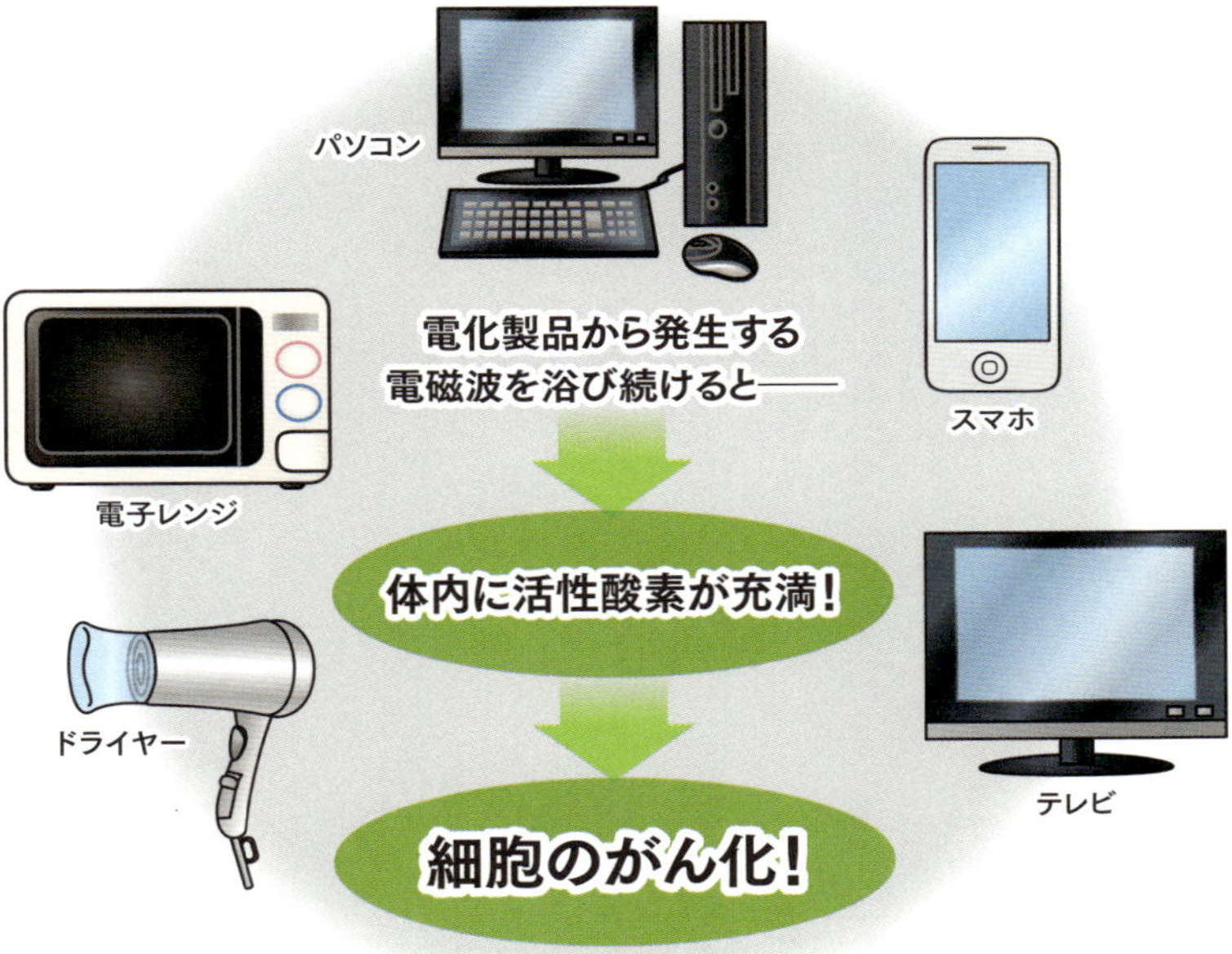
パソコン
スマホ
電化製品から発生する
電磁波を浴び続けると――
電子レンジ
体内に活性酸素が充満！
ドライヤー
テレビ
細胞のがん化！

だからこそ――活性酸素を消す
「抗酸化食品」を毎日とろう！

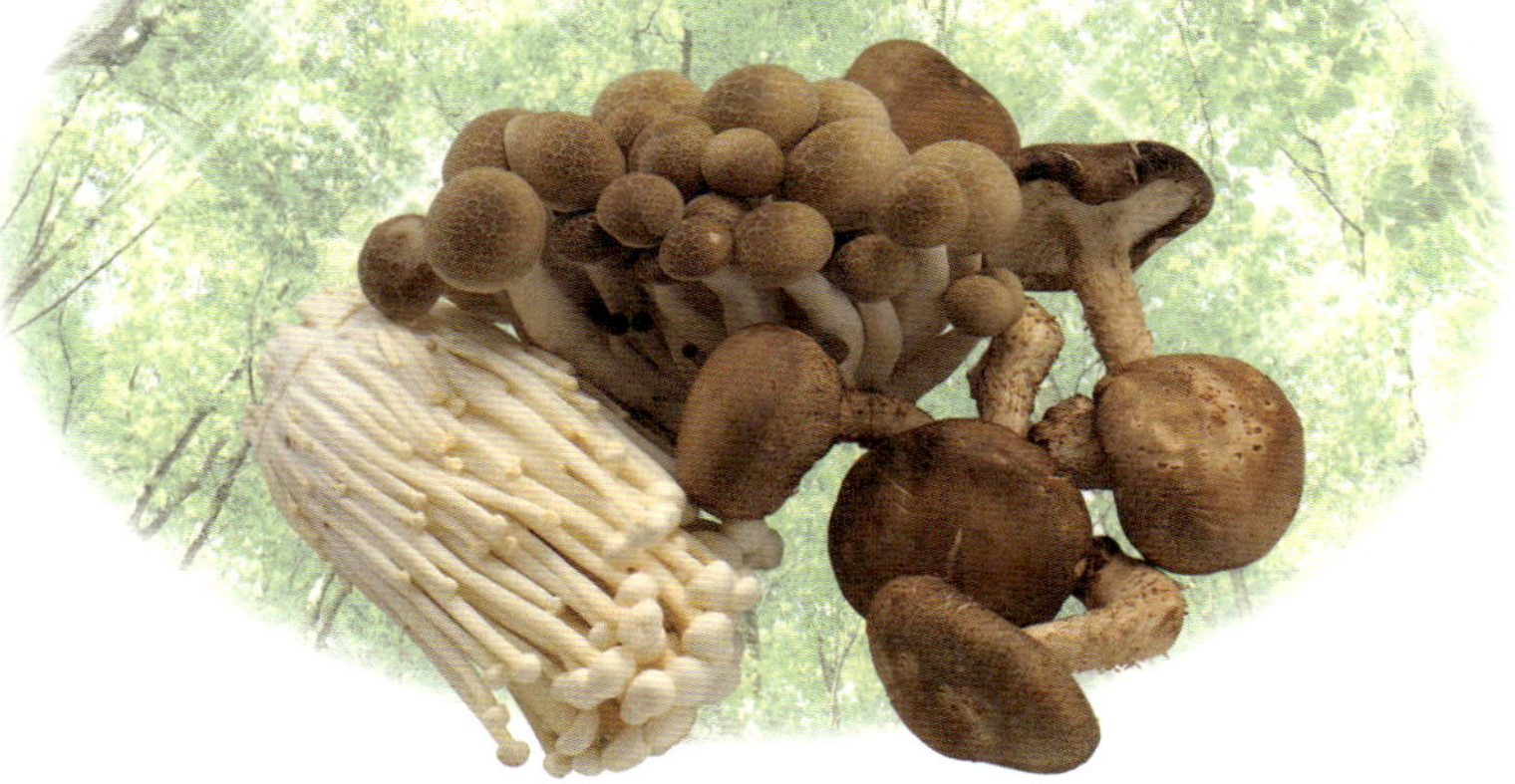

04

スパイスは体の中をピカピカにする

アメリカ人はジャンクフード好き、というイメージを持っているかもしれませんが、それは過去の話です。

1995年、1人当たりの野菜の摂取量はアメリカ人が日本人を上回り、同年、がんの死亡率は日本人がアメリカ人を上回るという逆転現象が起こっています。

この結果を見れば、**野菜や果物ががんの発症を抑制**している、ということは明らかです。心からがん予防を願うなら、野菜の摂取量をもっと増やすべきです。

さらにアメリカでは、食品中に含まれるカテキン、フラボノイド、ビタミンEといった「抗酸化物質」の能力を分析する方法が開発されています。その能力を数値化したものを「**オラック**」（ORAC＝活性酸素吸収能力）と呼びます。オラック値が高いほど、**活性酸素の除去能力が高く、がん抑制効果が期待できる**といいます。

クローブやシナモン、オレガノ、ターメリックなどのスパイスはオラック値が高いことがわかっています。

クローブは肉を焼くときやマリネに、シナモンはスイーツや温かい飲み物に、オレガノはパスタやトースト、ターメリックはターメリックライスになど、料理に上手に加えてスパイスの健康効果を楽しんでみてください。

この「スパイス」でがんを防ぐ！

オラック値（活性酸素の除去能力）の高いスパイス

1位 クローブ（丁子）
肉料理に使われるスパイス

2位 スーマック
中東でよく使われるスパイス

3位 シナモン（ニッキ）
パイなどに使われるスパイス

4位 ソルガム・タカキビ（高黍）
雑穀の一種

5位 オレガノ
イタリアでよく使われるスパイス

6位 ターメリック（ウコン）
カレーに使われるスパイス

7位 アサイーベリー
南米産のベリーの１種

8位 ココアパウダー
カカオ豆からココアバターをしぼった残り

9位 クミンシード
カレーなどに使われるスパイス

10位 マクイベリー
南米産のベリーの１種

（アメリカ農務省が発表したオラック値を参考に作成）

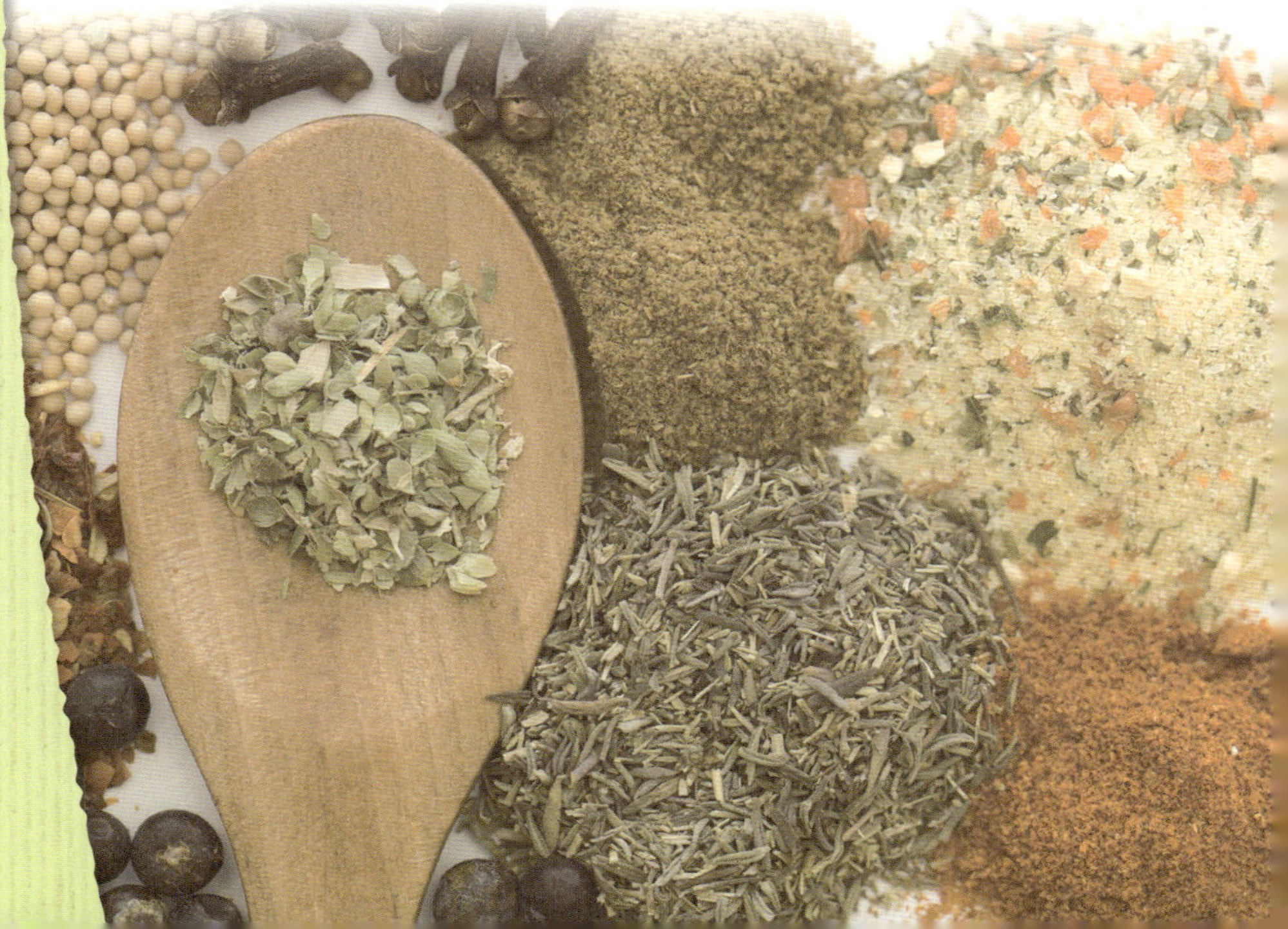

05

「7色の植物性食品」をとれば、体がよみがえる

1日3食、**7色の野菜**をまんべんなくとる――。

これが、体内の抗酸化力を高めるコツです。

植物が抗酸化作用を持つのは自らの身を守るためです。二酸化炭素を吸って酸素を排出する際、酸素はわずかな異変で活性酸素に変質し、組織を傷つけます。そこで植物は、自分の体を守り、生き延びられるように「**フィトケミカル**」と呼ばれる抗酸化物質をつくり出したのです。

フィトケミカルは、植物性食品の「色素」「香り」「辛み」「苦み」の成分です。**色が濃く、香りが強く、辛みや苦みなどの味わいが深い野菜**が、フィトケミカルを豊富に含みます。フィトケミカルは、その数約1万種類あるといわれます。リコピンやクロロフィルといったフィトケミカルは有名ですが、今後の研究によっては新たに注目すべきフィトケミカルが発見されるでしょう。

フィトケミカルには、体内でつくられる抗酸化酵素をサポートして長期的に働くものと、活性酸素にすばやく反応して短期的に働くものがあります。

フィトケミカルの働きは、色によってだいたい大別できます。だからこそ、7色の野菜を日々食べておくと、体内の**抗酸化力を総合的に高められる**のです。

7色の野菜を毎日食べよう！

赤
トマト・スイカ → リコピン
パプリカ・唐辛子 → カプサンチン

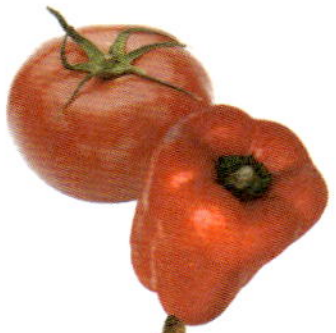

橙
カボチャ・ニンジン → プロビタミンA
マンゴー・カボチャ → ゼアキサンチン

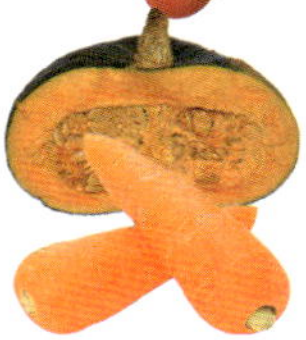

黄
タマネギ・イチョウ葉 → フラボノイド
トウモロコシ・ゴールドキウイ → ルテイン

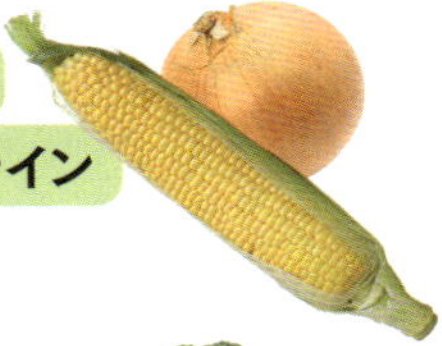

緑
ホウレンソウ・ブロッコリー → クロロフィル

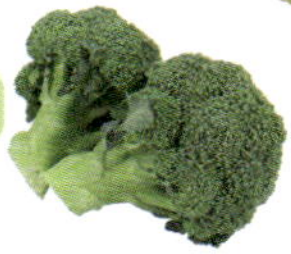

紫
ブルーベリー・ナス → アントシアニン

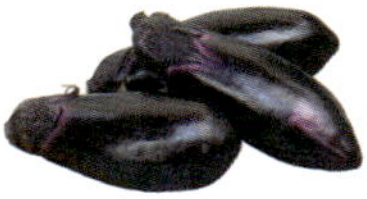

黒
ゴボウ・ジャガイモ → クロロゲン酸
緑茶・ワイン → カテキン

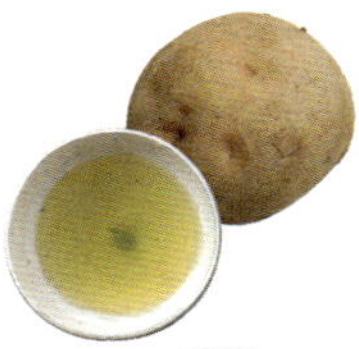

白
ダイコン・キャベツ → イソチオシアネート
ニンニク・ネギ → 硫化アリル

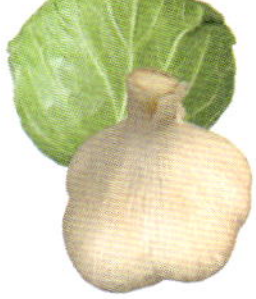

（参考：中村丁次監修『病気にならない魔法の7色野菜』法研）

旬の野菜ほど、
フィトケミカル含有量が多い！

06 バナナ——がんの芽を即座に消すパワーが！

みなさんは、ご自身の体内で、**がん細胞が毎日3000〜5000個も生まれている**ことをご存じでしょうか。人間の体は約37兆個の細胞で構成されており、そのうちの約2％は毎日新しく生まれ変わっています。細胞の核のなかには、30億文字分の遺伝情報が詰まっており、細胞分裂の際にこれを完璧にコピーするのは大変なことです。このコピーミスによって遺伝子が傷つき、がん遺伝子が目覚めてしまうのです。

しかし、体内でがん細胞が次々に発生しようとも、免疫システムが正常に稼働し、がん細胞をくまなく叩きのめせば、がんを発症せずに済みます。

免疫細胞の一種であるマクロファージは、がん細胞を見つけると、**腫瘍《しゅよう》壊死《えし》因子《いんし》**（**TNF**）という、がん細胞を殺す物質を分泌します。このTNFは、ある食品をとることによって分泌量を高められるのです。

その食品とは、**果物部門ではバナナがナンバーワン**であることがわかっています。

この研究を行なったのは、帝京大学薬学部の山崎正利教授らの研究グループです。その結果について、左ページにベスト5までのランキングを掲載しました。

がん細胞を撃退する食品ベスト5

果物

1位 バナナ
2位 スイカ
3位 パイナップル
4位 ブドウ
5位 ナシ

野菜

1位 キャベツ
2位 ナス
3位 ダイコン
4位 ホウレンソウ
5位 キュウリ

海藻

1位 アオマフノリ
2位 アカスギノリ
3位 アカノリ
4位 ヒジキ
5位 昆布

毎日食べれば、抗がん剤の「インターフェロン」に劣らない効果！

07

スイカの水分には「健康成分」がたっぷり

夏が来ると、無性に食べたくなるのがスイカです。

実は、**スイカもがん抑制効果の高い果物**です。

スイカの9割は水分。その水分のなかに、がん抑制に効果のある成分や強壮効果のある成分、むくみを改善させる成分などがたっぷり入っているのです。

あの真っ赤な美しい色は、トマトと同じく「**リコピン**」というフィトケミカルがつくり出すもの。リコピンにも強い抗酸化作用があり、がん予防効果の高いことが知られています。

スイカには「シトルリン」という成分も含まれていいます。シトルリンには、血管を拡張し、血流量を増やして、男性力を高める「**バイアグラ」の主成分と同じような作用がある**のです。もちろん、女性にとっても強壮効果はあります。昔から「**夏バテにはスイカ**」といいます。夏の暑さで弱った体を、元気づける効果があるのです。

また、スイカは「カリウム」も豊富に含みます。カリウムもシトルリンも、利尿作用の高い成分です。

夏は水分を多くとるため、体がむくみがちです。その体内に溜まった余剰な水分を、スイカは尿にして排泄してくれるのです。

甘くておいしいスイカの健康効果

スイカ――夏バテに効果テキメン！

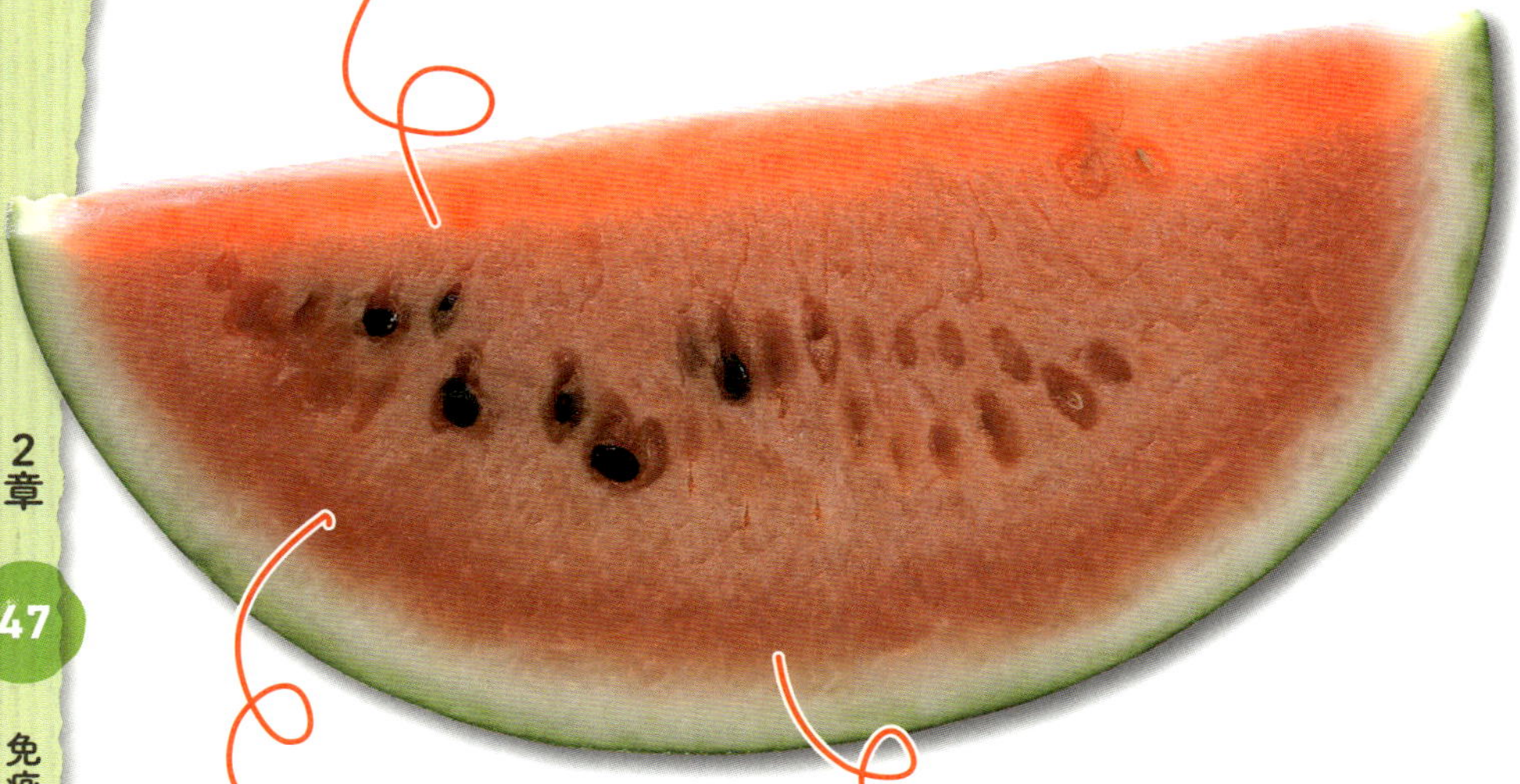

がんを防ぐ効果が！
9割は「水分」。
赤色の色素「リコピン」は
強力な抗酸化作用が！

ここに秘密が！

シトルリン……**強壮作用**
- 男性力を高める「バイアグラ」の主成分と同様の働きが。

カリウム……**利尿作用**
- 余分な水分を排泄。

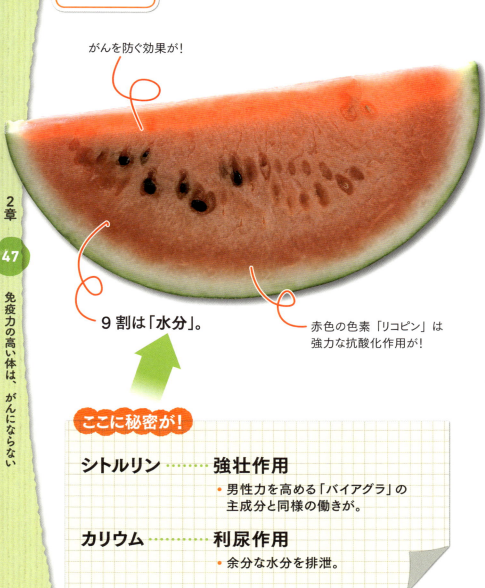

08 緑茶を上手に飲んで、がんを抑える

日本人が古くから飲みつないできた緑茶にも、がんを抑制する効果が高いことがわかっています。

緑茶の健康効果をつくり出しているのは「**カテキン**」というフィトケミカルです。カテキンも非常に強い抗酸化作用を持つことが知られています。また、細胞が突然変異して**がん細胞へと変化するのを抑える作用がある**ことを、多くの研究者が明らかにしています。

こんなに魅力的なカテキンですが、もともとは渋味の成分なので、緑茶に含まれている量がとても多いわけではありません。ですので、緑茶のカテキンを効率よく吸収する食べ合わせを知っておくとより効果的です。

体内でビタミンに変化する「プロビタミンA」を多く含む**カボチャ、ニンジン、ミカンなどと一緒に緑茶をとる**と、緑茶カテキンが吸収されやすくなります。

最後に、寝る前に緑茶を飲んで眠れなくなるのを避けたいという人には、こんなアドバイスがあります。

それは緑茶の淹《い》れ方です。カフェインはお湯の温度が高いほうが抽出されやすくなります。したがって、水に茶葉を入れ、時間をかけて「**水出し緑茶**」をつくれば、カフェイン少なめの緑茶を楽しむことができるのです。

緑茶のがん抑制効果とは?

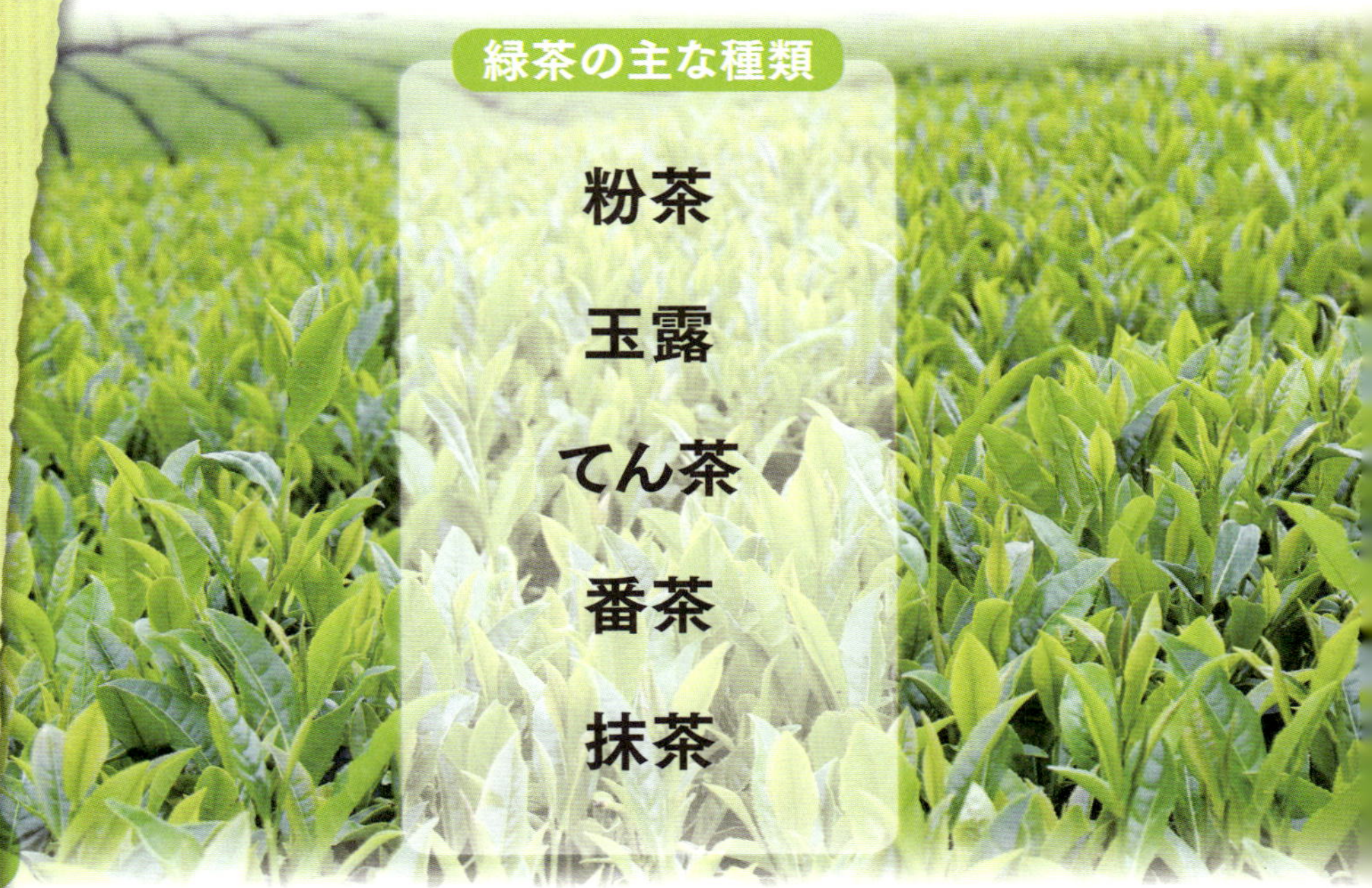

緑茶の主な種類

粉茶

玉露

てん茶

番茶

抹茶

緑茶の健康の秘訣は「カテキン」にある!

効能	強い抗酸化作用。 細胞のがん化を防ぐ。

がん抑制効果の高い緑茶とは?

がん細胞になるのを防ぐ

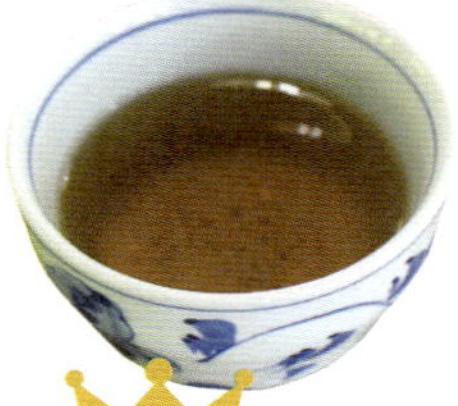

1位 番茶

変異細胞になるのを防ぐ

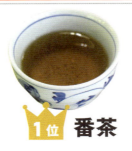

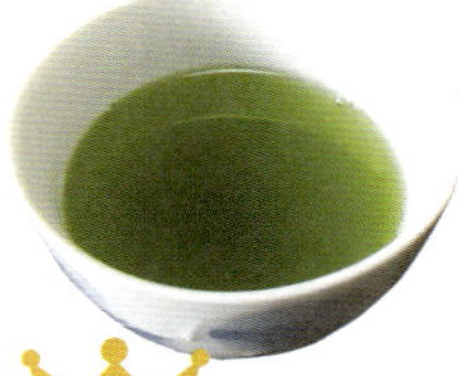

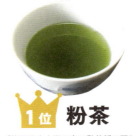

1位 粉茶

(静岡県立大学の富田勲教授の研究より)

COLUMN

タバコの害より怖い「禁煙ストレス」

タバコは健康のことを考えたら、やめたほうがよいでしょう。免疫力を低下させ、がんの発症率を高めます。動脈硬化を進行させ、脳梗塞や心筋梗塞の原因にもなります。健康を害するリスクの高い嗜好品なのです。

一方で、**タバコの害より怖いもの**があります。「ストレス」です。**ストレスは確実に免疫力を低下させます**。

禁煙はするに越したことはありませんが、それが過度のストレスになるならば、考えものです。

事実、定年退職を迎えた銀行マンが禁煙を試みたところ、「退職」と「禁煙」という2大ストレスが重なった影響から、がんを発症したことがありました。

禁煙がストレスになるならば、タバコの健康被害が最小限にとどまるよう、**上手につき合う方法**を見つけることも1つの手です。

肺がんの発症率は、1日50本以上吸うと15・3倍、1日10本までならば2・2倍。この数字をどう読み、どう対処するかは、あなた自身の自己責任となりますが——。

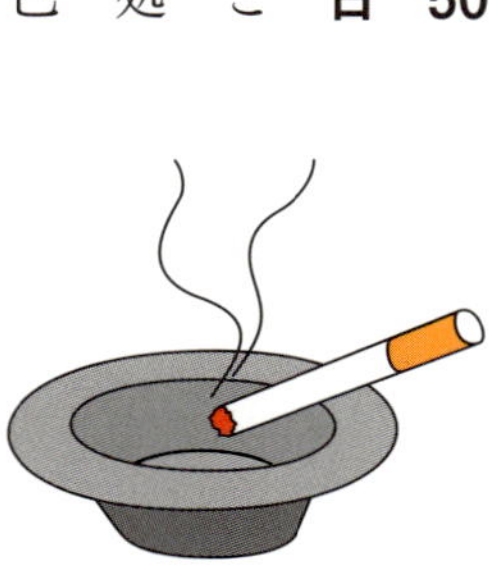

タバコとどうつき合う？

3章

元気な腸が、クスリも医者も遠ざける

01 腸内細菌を元気に育てる習慣

健康長寿を築くためには、腸の健康を高めることが何よりも大事です。

万病を遠ざける**免疫力の7割は腸で築かれます**。免疫力を発揮する細胞のほとんどは、腸内の粘膜に集中し、体全体の免疫機構も支えているのです。この免疫細胞を活性化するのが「腸内細菌」です。

私たちの腸には、平均して200万種、100兆個もの腸内細菌が棲んでいます。

腸内細菌はその働きから、便宜上「**善玉菌**」「**悪玉菌**」「**日和見菌**」という3つに大別されて呼称されるのが一般的です。

この3タイプの菌のうち、日和見菌が元気で豊富ならば、腸も健康を保てます。日和見菌を元気づけるには、少数派である善玉菌を活性化させていくことが重要になってきます。

腸の中では、善玉菌と悪玉菌が熾烈な勢力争いを続けています。ですから、私たちに必要なのは、善玉菌が優勢を保てるよう、善玉菌を豊富に含むものを食べて後方支援してあげることです。次項から、善玉菌を優勢にする食材を詳しくご紹介しましょう。

健康な腸が健康な体をつくる！

腸内細菌の種類

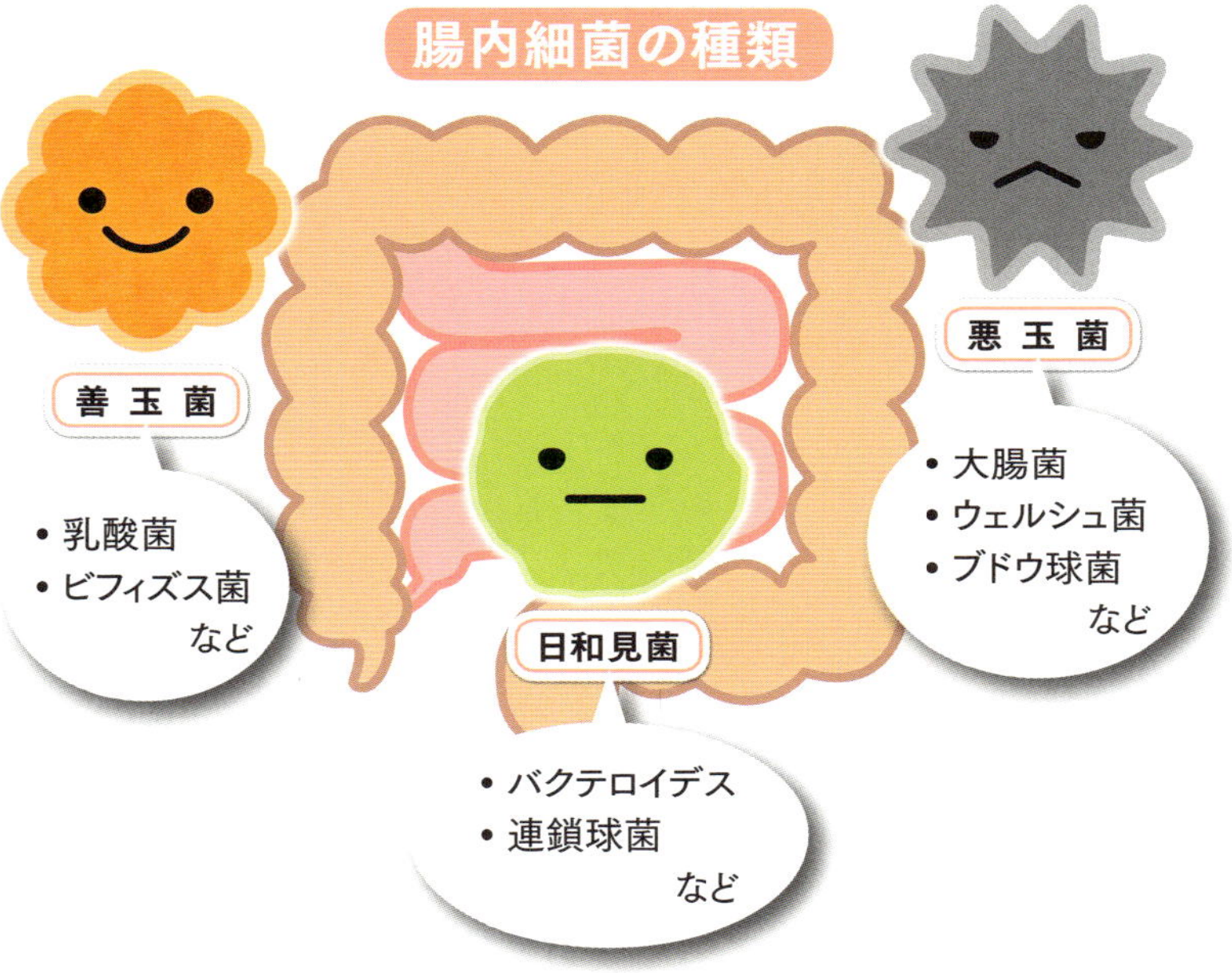

善玉菌
・乳酸菌
・ビフィズス菌
など
悪玉菌
・大腸菌
・ウェルシュ菌
・ブドウ球菌
など
日和見菌
・バクテロイデス
・連鎖球菌
など

理想の腸内バランス

善玉菌	日和見菌	悪玉菌
	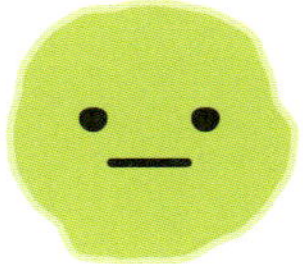	
2	7	1
美容や健康に重要な働きをする物質をつくり出す。	良いことも悪いこともしないが、強いほうの味方につく。	増え過ぎると害を与えるが有害な菌を撃退する役目もある。

善玉菌だけを万能と思わず多種多様な菌を取り入れよう！

02 日本古来の発酵食品が、腸を強くする

善玉菌の代表といえば「**乳酸菌**」、乳酸菌といえばヨーグルトを思い浮かべる人は多いと思います。

ところが、ヨーグルトに含まれる乳酸菌は胃酸に弱く、約9割が胃で死んでしまいます。乳酸菌を届けるつもりでヨーグルトを食べても、実際には腸に届いていないことがほとんどなのです。

また、乳酸菌とは菌の総称にすぎません。乳酸菌という種類の、どの菌が腸と相性がよいのかは、人によって異なります。「菌が生きて腸まで届く」というヨーグルトも人気ですが、自分の腸と相性のよい菌でなければ、常在菌たちに追い出されてしまうのです。

乳酸菌を生きたまま腸に届けたいならば、ヨーグルトよりも日本古来の発酵食品を私はおすすめします。たとえば、**ぬか漬け**。他にも、乳酸菌は**納豆や味噌、醤油、酢にも豊富**です。

日本古来の発酵食品は、日本人と相性のよい乳酸菌の宝庫。それに、日本の発酵食品のよいところは、**多くが植物性**であることです。植物性乳酸菌は動物性乳酸菌よりも胃酸に強く、それこそ「生きて腸に届く菌」たちなのです。

乳酸菌を「生きたまま」腸に届けよう！

善玉菌の代表！

乳酸菌って何？

- 腸内で乳酸、酢酸をつくることで悪玉菌の定着、増殖を防ぐ
- 腸の運動を正常にし、下痢や便秘を改善

日本古来の発酵食品を食べよう！

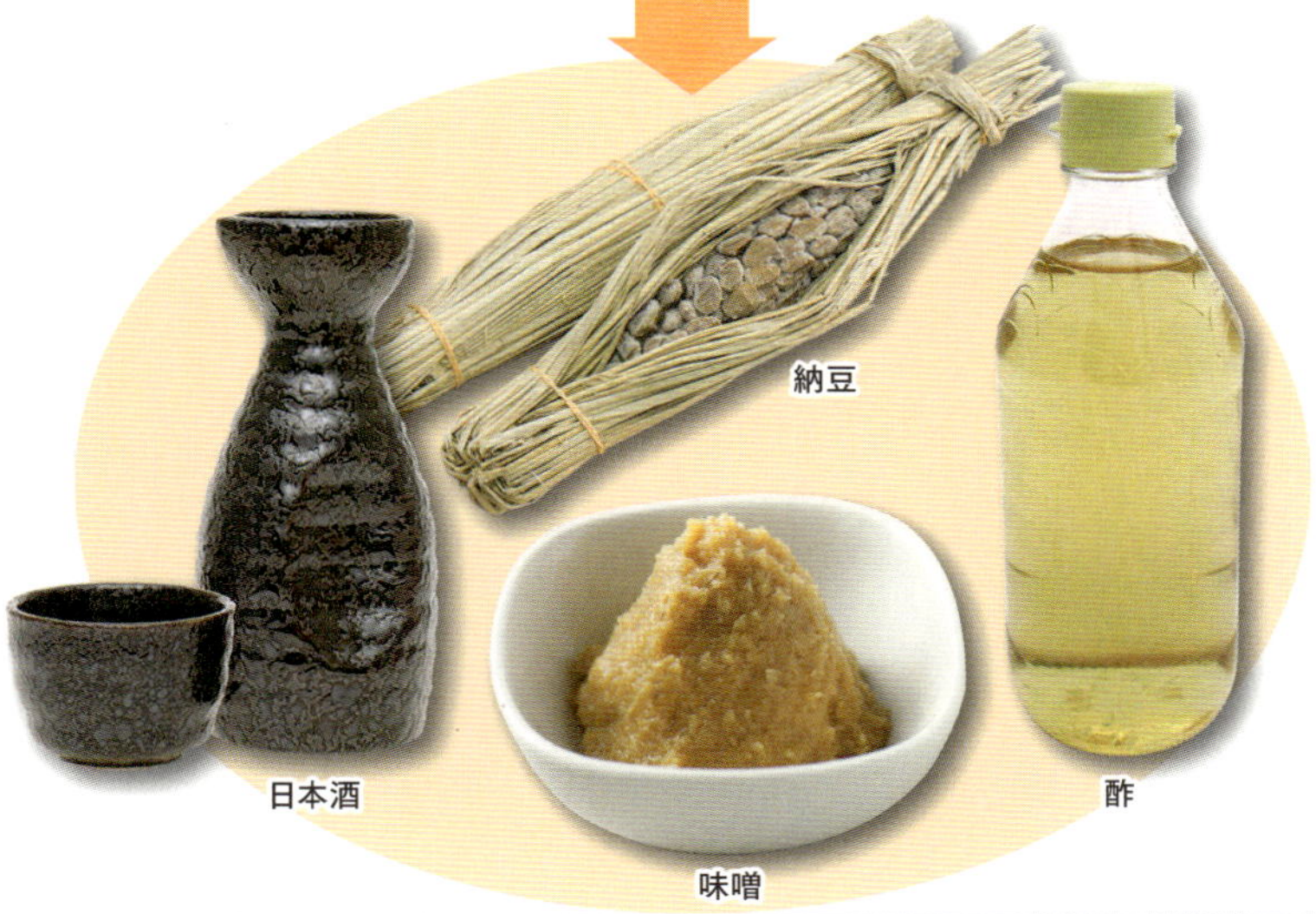

発酵食品の乳酸菌――ここがすごい！

1 日本人の腸と相性がよく、腸内でしっかりと働く

2 植物性乳酸菌であるため、胃酸に強い！「生きて腸に届く菌」

03 善玉菌の大好物は「オリゴ糖」

50歳を過ぎたら「**糖質制限食**」を始める——。

それが健康長寿の秘訣です。50歳を過ぎての過剰な糖質摂取は体に悪影響をもたらすことが多いからです。

しかし、私はすべての糖質を否定するわけではありません。糖質のなかには腸内細菌の大好物があるからです。

その1つが「オリゴ糖」です。腸内細菌のなかでも「善玉菌」の代表といわれる**ビフィズス菌は、オリゴ糖をとくに好みます**。

オリゴ糖を豊富に含むのは、**大豆、タマネギ、ゴボウ、ニンニク、バナナ**です。

また、ハチミツやトウモロコシにも含まれますが、血糖値を上げるブドウ糖も多く含みます。食べるのであれば少量にしておくとよいでしょう。

「糖アルコール」という種類に属する**キシリトールやソルビトール、マンニトールなどの糖質**も、腸内細菌のよいエサになります。

キシリトールはイチゴやカリフラワー、ホウレンソウ、タマネギ、ニンジン、レタス、バナナに、ソルビトールはリンゴやナシ、マンニトールは昆布に多く含まれています。腸内細菌を増やしてくれる優秀な食べ物たちです。

腸内細菌を増やす糖質

これがおすすめ！

オリゴ糖を含む主な食材

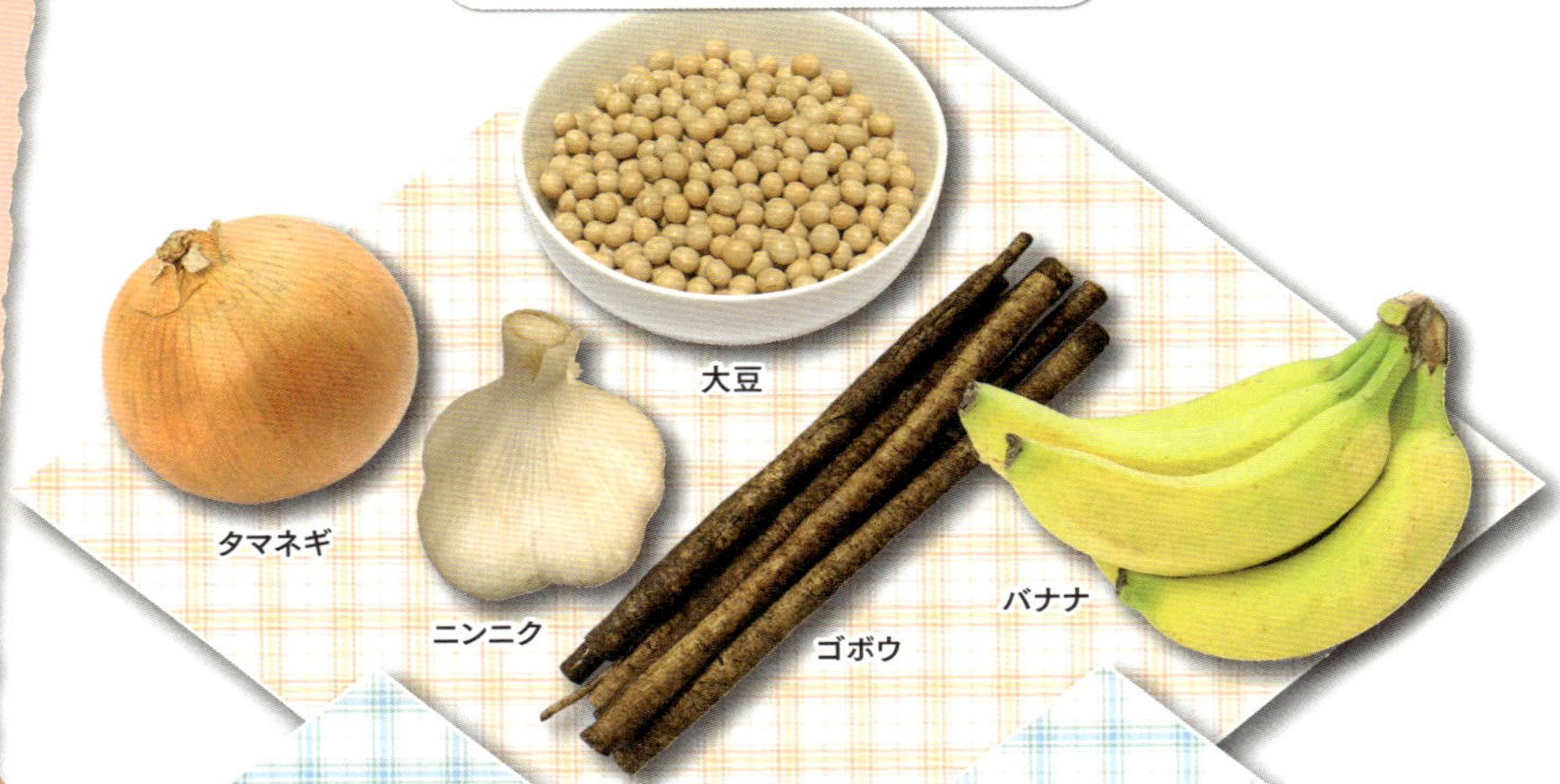
大豆
タマネギ
ニンニク
ゴボウ
バナナ

糖アルコールを含む主な食材

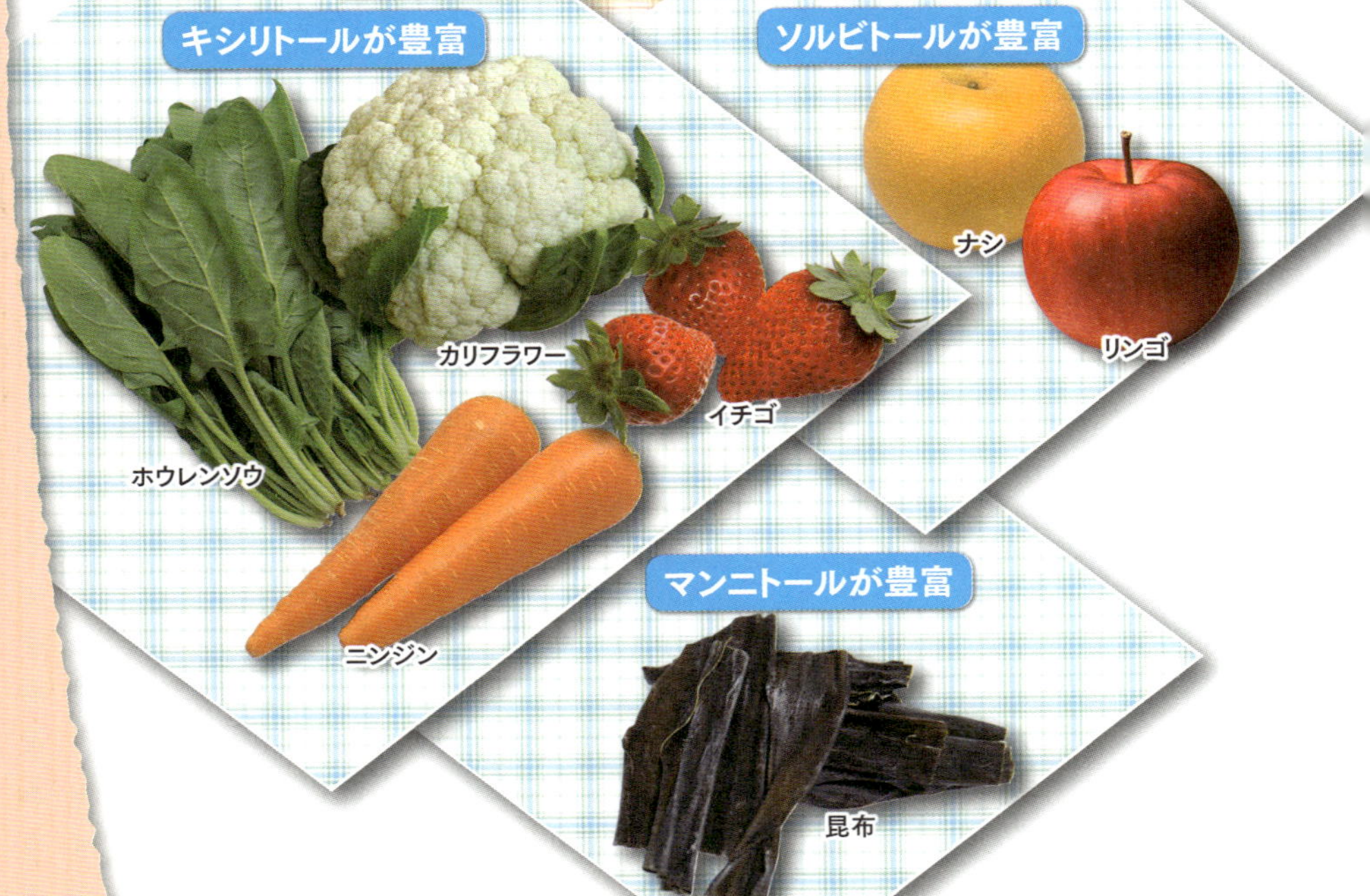
キシリトールが豊富
カリフラワー
イチゴ
ホウレンソウ
ニンジン
ソルビトールが豊富
ナシ
リンゴ
マンニトールが豊富
昆布

04 日本人の腸は「海藻」と相性バッグン

人の体質は民族によって異なります。実は体質の違いとは、持っている腸内細菌の違いに起因します。

私たちの腸内細菌は、主に親から子へ受け継がれ、生活環境の中で多様性を築いていきます。腸内細菌を育むのは、第一に「食生活」です。つまり、**先祖代々食べつないできた食事によって、腸に棲みついている腸内細菌は違ってくる**というわけです。

それでは質問です。私たち日本人が持っているのに、欧米人が持っていない腸内細菌には、どんなものがいるのでしょうか。

答えは、**ワカメなどの海藻類を分解する遺伝子**を持った腸内細菌です。

海藻には、私たち**日本人が健康を保つために必須のミネラル**がおおいに含まれています。こうしたミネラルを、海藻から取り出し、腸から体に吸収させてくれているのが腸内細菌たちです。

腸内細菌たちにとっても、海藻が腸に入ってくるというのは、とても喜ばしいこと。なぜなら、海藻には、**腸内細菌の大好物である水溶性の食物繊維**が大量に含まれているからです。

日本人の腸×海藻＝相性バツグン！

ワカメ

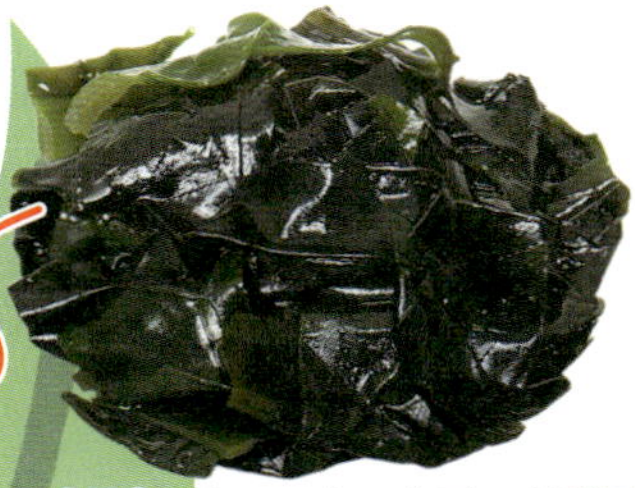

カルシウム、カリウムといったミネラルが豊富。
肥満予防、美肌の維持に効果大！

昆 布

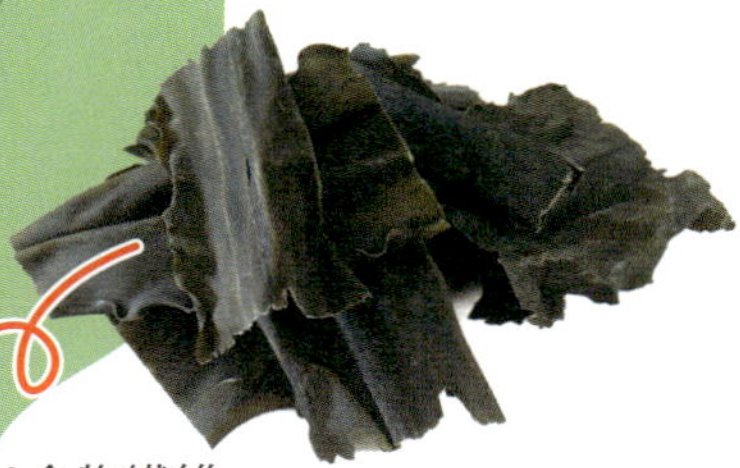

3分の1は食物繊維。
ビタミン、ミネラルも豊富でツヤのある髪や爪をつくる。

ヒジキ

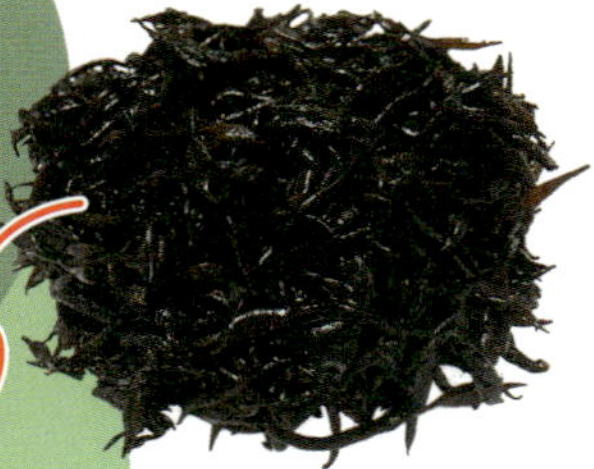

干しヒジキのカルシウムは牛乳の12倍！
皮膚を健康に保つビタミンAも豊富で女性の強い味方！

海 苔

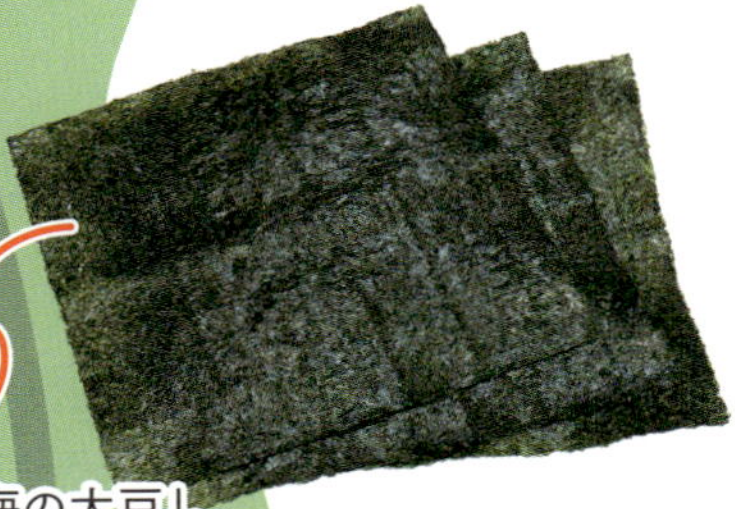

別名「海の大豆」。
40%がタンパク質で、強い体をつくる！

05

小腸を丈夫にする自然の「うまみ」成分

そもそも、腸そのものは何を栄養として活動しているのでしょうか。

小腸がエネルギー源としているのは「**グルタミン酸**」です。グルタミン酸とは、タンパク質を構成するアミノ酸のうちの1つです。

グルタミン酸を多く含む食品は、**昆布**、**シイタケ**、**緑茶**、**イワシ**、**チーズ**、**トマト**、**白菜**などです。

グルタミン酸は「うまみ」をつくり出す成分でもあります。和食をつくるときには、昆布や干しシイタケなどを使って、まず出汁をとります。この出汁が和食の基本です。また、日本人が古くから飲みつないできた緑茶にも、グルタミン酸が豊富です。つまり、日本人は腸を丈夫にする栄養素を古くから日常的に摂取してきたことになります。

一方、**大腸がエネルギー源としているのは**「**短鎖脂肪酸**」という成分です。大腸には多種多様な腸内細菌がいて、主に食物繊維を発酵させることによって短鎖脂肪酸をつくり出しています。この短鎖脂肪酸を大腸は自らの栄養としているわけです。ですから、大腸を育むにはやはり、食物繊維の力が必要となってくるのです。

和食が腸を強くする

グルタミン酸
が豊富なイワシをおかずにすると小腸が元気になる。

シイタケ
はグルタミン酸も食物繊維も豊富。腸を元気にする食材。

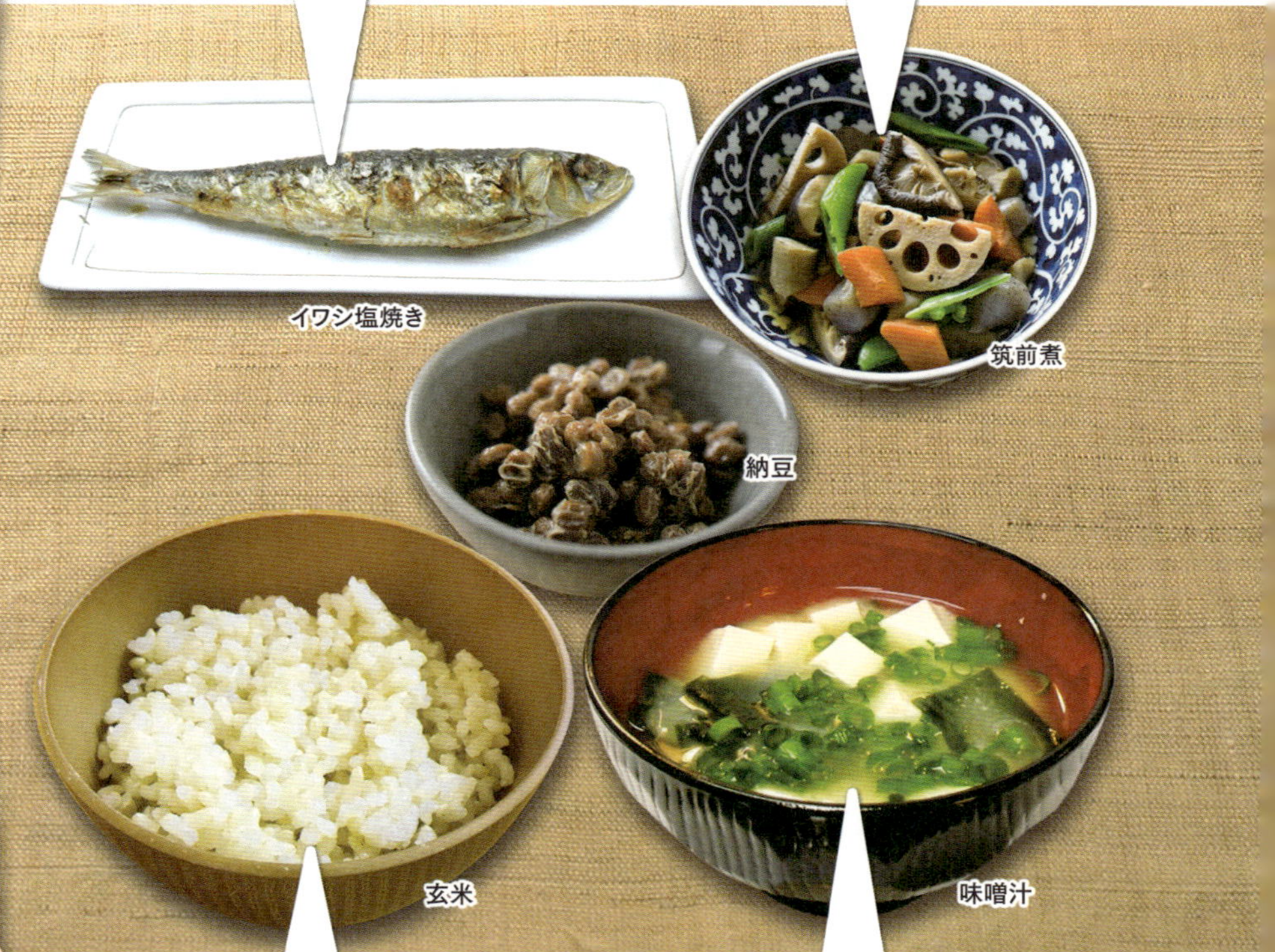

食物繊維
が白米の5倍含まれている。大腸を元気にする食材。

昆布
で出汁をとると、うまみも栄養価もアップ！

06 「肉は日本人に合わない」はウソ

ここで質問です。「豆腐」と「肉」、日本人の体に最も適しているタンパク質はどちらでしょうか?

「豆腐」と答えた方、残念ですが不正解です。

私たちの体には、大豆タンパク質も必要ですが、**動物性タンパク質も欠かせない重要な栄養素**です。ですから正解は、「どちらも必要」です。

「農耕民族の日本人は、欧米人より腸が長い」

こんな説を目にすることが多いと思います。しかし、そんなことはないのです。約700万年前、チンパンジーから分かれて人類が誕生したのち、膨大な時間をかけてともに進化するなかで、私たちは雑食動物となりました。**命を長らえるには、雑食に生きることが自分たちの体に最も適している**と体験的に知ったからです。

私たち人類は、みな腸の長さはほぼ同じです。「日本人は肉を避け、植物性タンパク質だけをとっていたほうが健康になれる」というのは、幻想にすぎないのです。

さらに今の時代、病気を防ぎ、長寿を極めるには、自分のなかの野生性を取り戻すことがまず必要です。**肉とは、私たちの本能に眠る野生性を呼び覚ましてくれるパワー食**だと私は思っています。

肉と大豆——日本人に合うのはどっち？

Q どっちが大事？

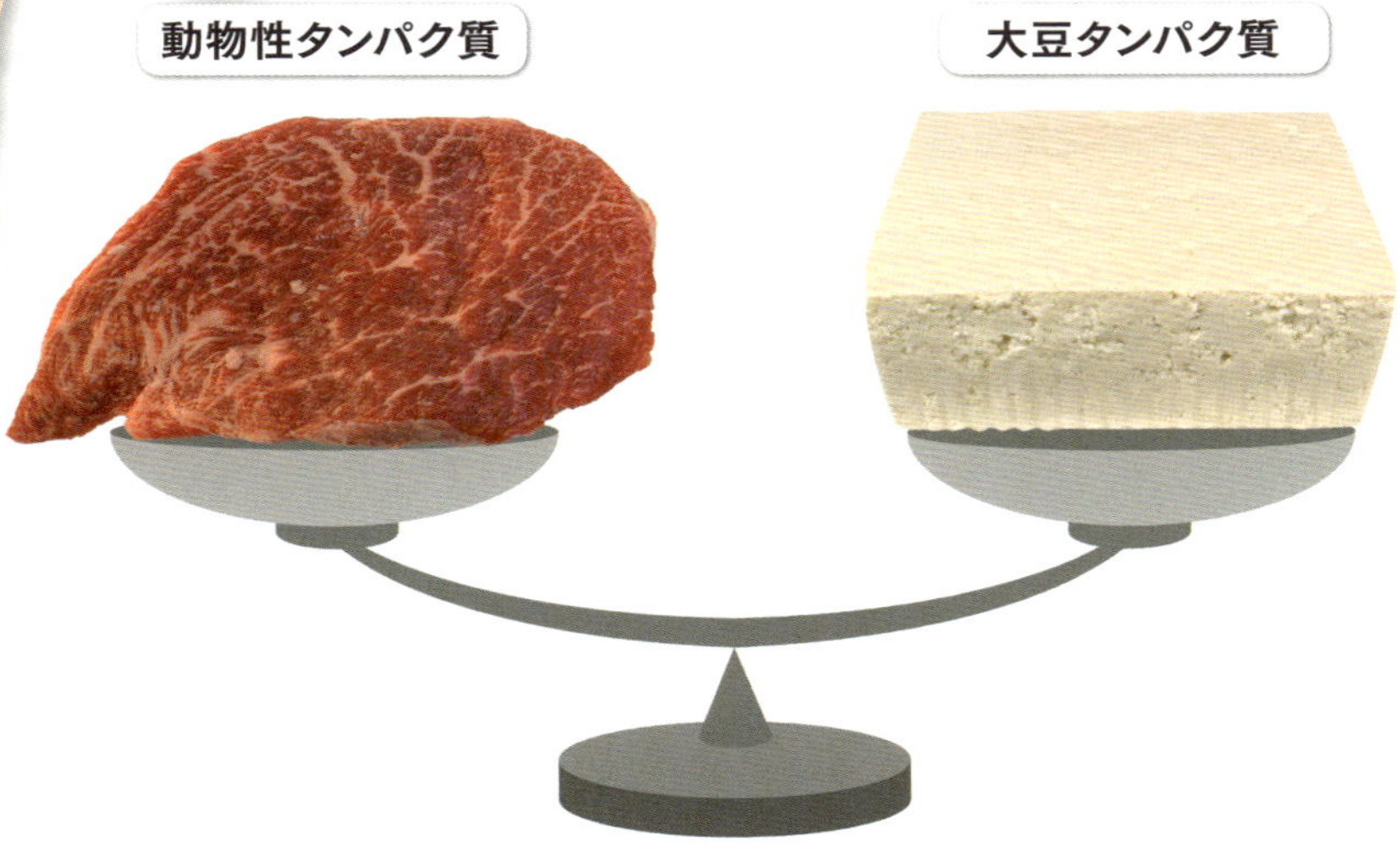

A どちらも大事！

➡ **肉は日本人に合わないはウソ。**
むしろ、ステーキで食べることで「パワー食」になる！

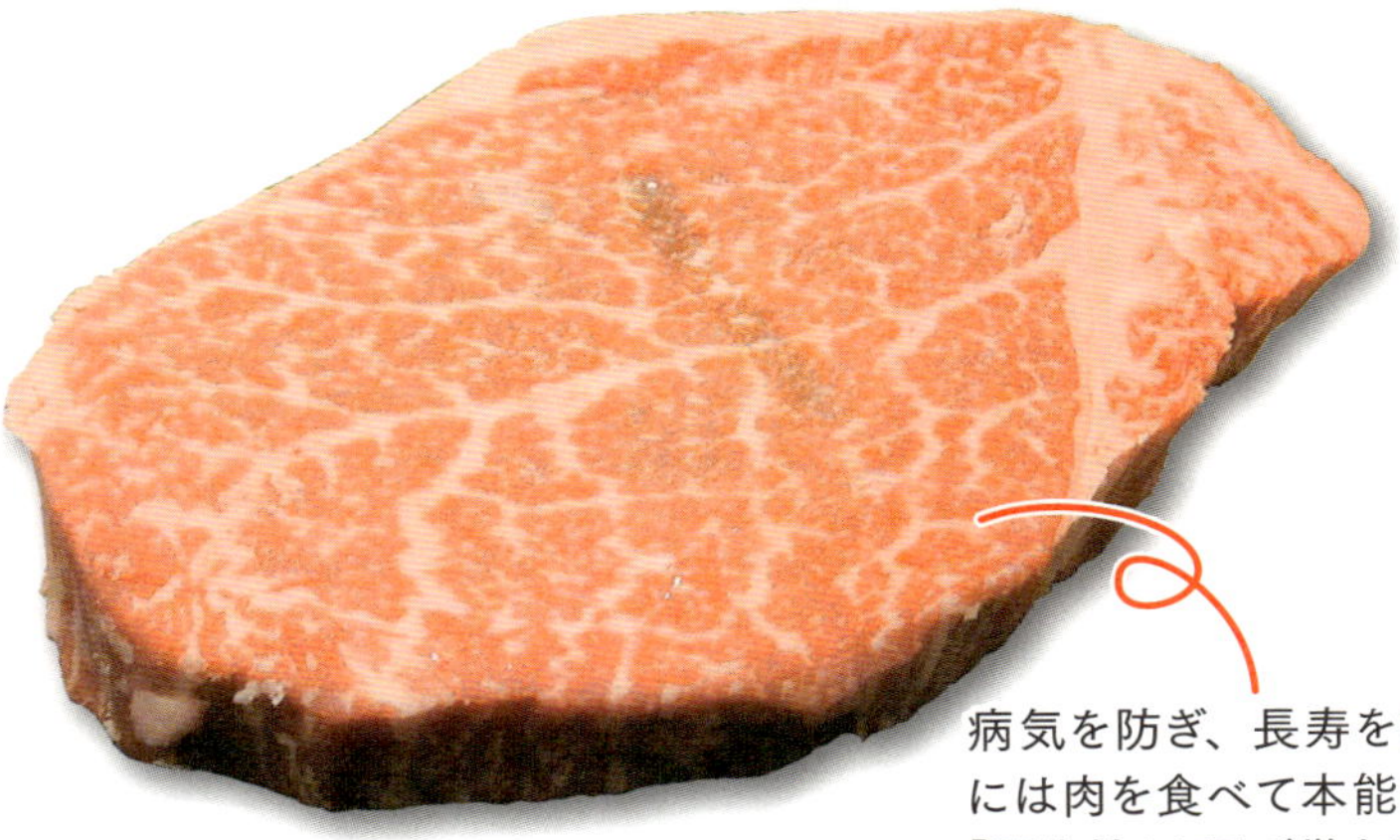

病気を防ぎ、長寿を極めるには肉を食べて本能に眠る「野生性」を呼び覚まそう！

07 ゴボウを食べると、腸がよろこぶワケ

腸内細菌の第一のエサとなる食物繊維には、水溶性と不溶性があり、どちらにも嬉しい効果があります。

水溶性の食物繊維は腸内細菌の大好物です。不溶性の食物繊維は、腸に溜まったカスを絡め取り、大便を大きくしてくれます。

この**両方の食物繊維をバランスよく含む**野菜は、ゴボウです。腸の健康には、両方の食物繊維が必要です。

さらに、ゴボウのよいところは、**強力な抗酸化力**を保持することにもあります。ゴボウを切ると色が黒ずむため、酢水にさらしてアク抜きをするのが一般的な調理法でしょう。アク抜きをすると、水のほうが黒ずんできます。このアクの成分が「クロロゲン酸」というフィトケミカルです。クロロゲン酸は、ポリフェノールの一種です。クロロゲン酸をできるだけ多く摂取するには、酢水にさらさないほうがよいのです。

なお、ゴボウは炭水化物も含みますが、都合のいいことに、ゴボウの炭水化物「イヌリン」に対して、人は分解する酵素を持っていません。ですから、食べても吸収されずに、ほとんどが体外に排出されます。よって、**体の糖化を心配する必要もありません。**

2種類の食物繊維をとろう！

食物繊維はゴボウでとる――がおすすめ！

不溶性食物繊維
キノコ
豆類
野菜
芋類
水溶性食物繊維
果物
海藻
コンニャク

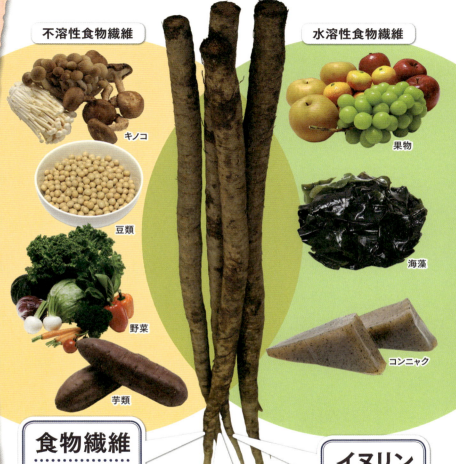

食物繊維

不溶性、水溶性、2つの食物繊維がどちらも豊富。ゴボウ2分の1本で1日の食物繊維摂取量の4分の1をまかなえる。

クロロゲン酸

強力な抗酸化力を持つフィトケミカル。酢水につけないほうが多量に摂取できる。

イヌリン

ゴボウの炭水化物。ほとんどが体外に排出されるので、体は糖化しない。

08

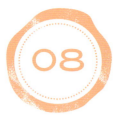

アボカドは、腸も血管も若返らせる

近年、アンチエイジング（抗加齢医学）が話題になっています。見た目も内部も若々しさを保ちたいならば、**腸内細菌叢《そう》を若返らせることが最大の秘訣**です。それには、やはり食物繊維を毎日しっかりとることです。

そこで、おすすめなのがアボカドです。アボカドにはゴボウに匹敵するほどの食物繊維が含まれています。アボカドを1個食べておくと、**1日に必要な食物繊維の3分の1を摂取できる**ほどです。

また、アボカドは「森のバター」と呼ばれるように良質な脂質が豊富に含まれています。そのためアボカドは1個で260キロカロリーものエネルギーを持ちます。ダイエット中の人には敬遠されがちな食品でもあります。

しかし、良質の脂質が**細胞の若返り**をうながしてくれるため、若返りやダイエットを目的に糖質制限食をしている人にこそ食べていただきたい食品でもあるのです。

さらに、アボカドは「**若返りのビタミン**」と呼ばれるビタミンEを豊富に含んでいます。ビタミンEは、優れた抗酸化力を持つフィトケミカルです。ビタミンEには、過酸化脂質（酸化した脂質）による細胞のダメージを防ぐ力があるのです。

食後のデザートには「これ」！

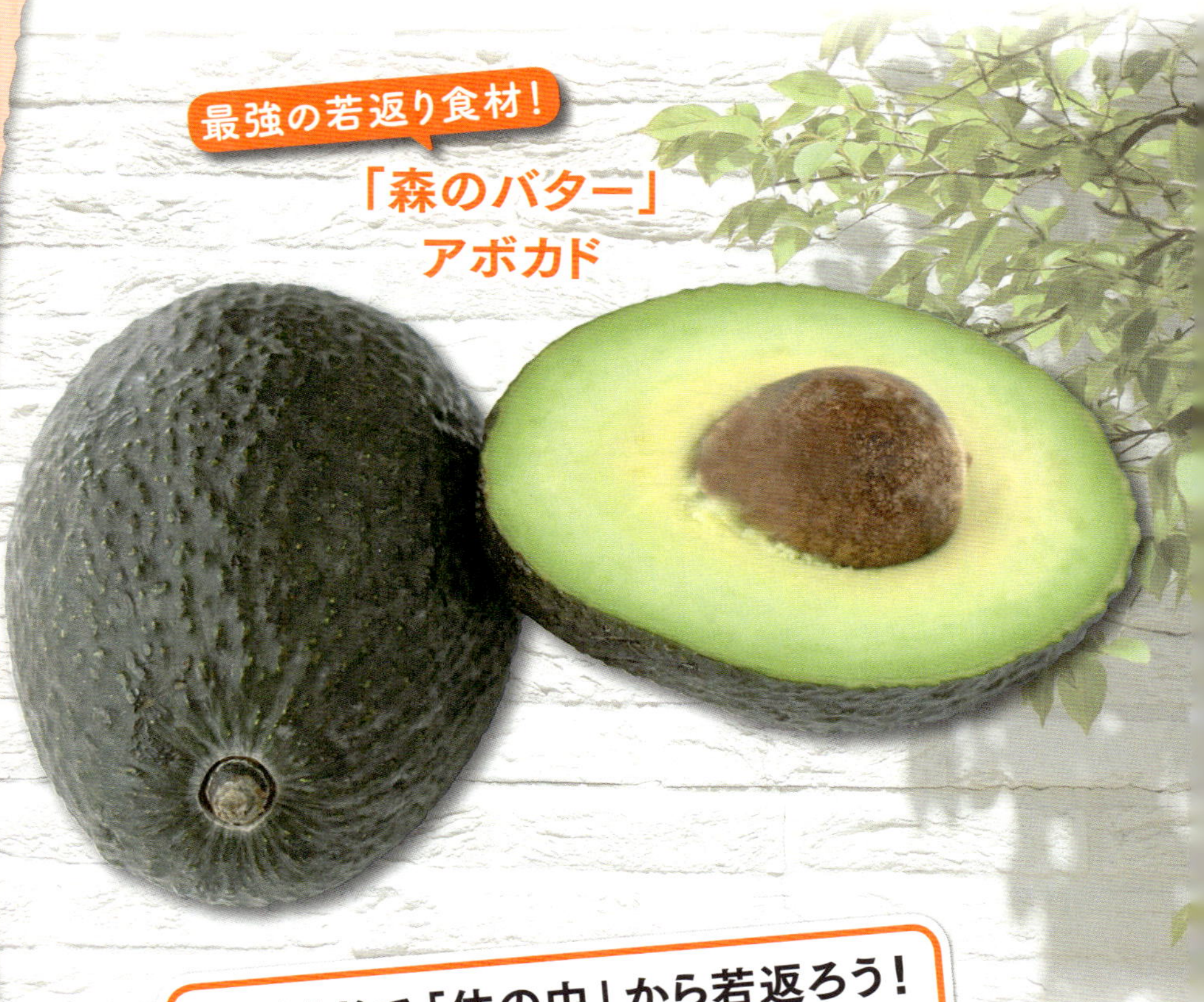

アボカドで「体の中」から若返ろう！

細胞……「良質な脂質」で若返る。

血管……豊富な「ビタミン」で若返る。

腸……「食物繊維」で若返る。

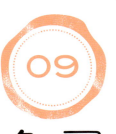

09 「食前キャベツ」で免疫力が一気に高まっていく！

「**食前キャベツ**」――メタボの人や糖質制限食を始めたいと思っている人に、おすすめする食事法です。

キャベツは水溶性、不溶性の食物繊維をあわせ持つ野菜です。食事の前に生キャベツを小さなお皿に1杯分、バリバリと食べておくと、満腹感を得やすく、**食べ過ぎを防ぐことができる**のです。

また、キャベツは「**イソチオシアネート**」というフィトケミカルを有します。これは、キャベツと同じアブラナ科のワサビやダイコンを食べたときに感じる、ピリッとした辛み成分のことです。切る、潰す、噛み砕く、すりおろすなど、細胞が壊れたときに表れます。

このイソチオシアネートは今、**発がん抑制作用**を持つとされる注目の成分であり、生で食べたほうが効率よく摂取できます。このことから、キャベツはがん予防作用がある食品の中で、ニンニクに次いで2位の効果が認められています。

さらに「がん細胞を殺す力が強い食品ランキング」の野菜のなかでナンバーワンに位置します。よって、毎日「食前キャベツ」を食べておくことで、毎日生まれてしまう**がん細胞の排除に役立つ**のです。

「食前キャベツ」でスリムな体に！

キャベツのここがすごい！

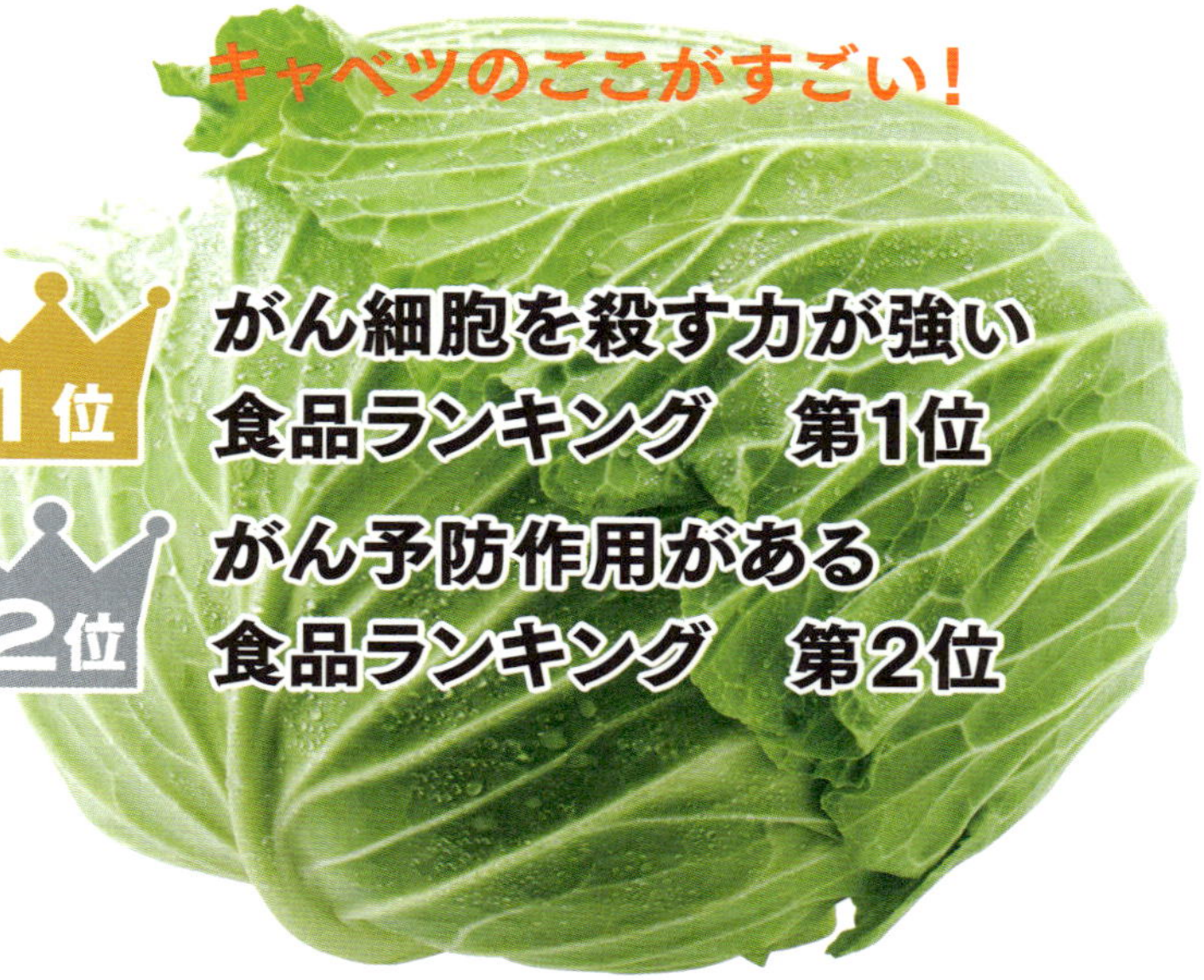

1位　がん細胞を殺す力が強い食品ランキング　第1位

2位　がん予防作用がある食品ランキング　第2位

おすすめの食べ方

食前キャベツ・100g

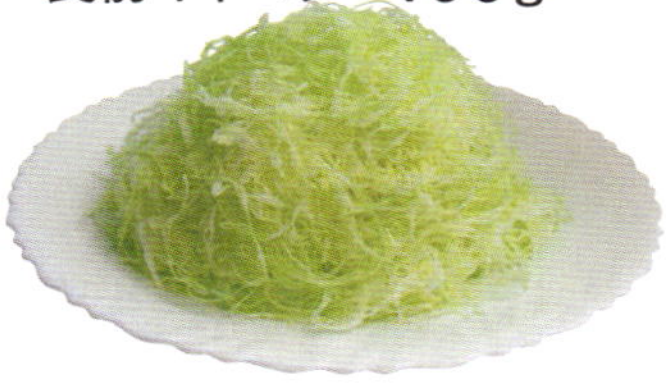

＋

味噌

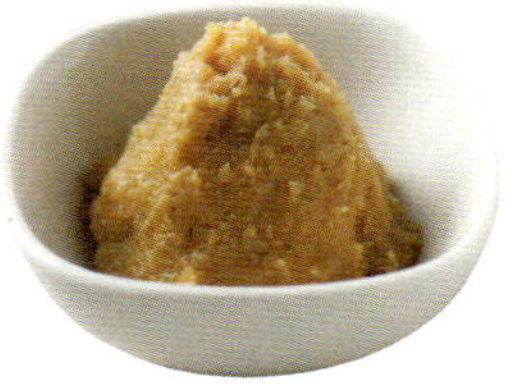

➡「胃腸を癒す」食べ合わせ

食前キャベツ・100g

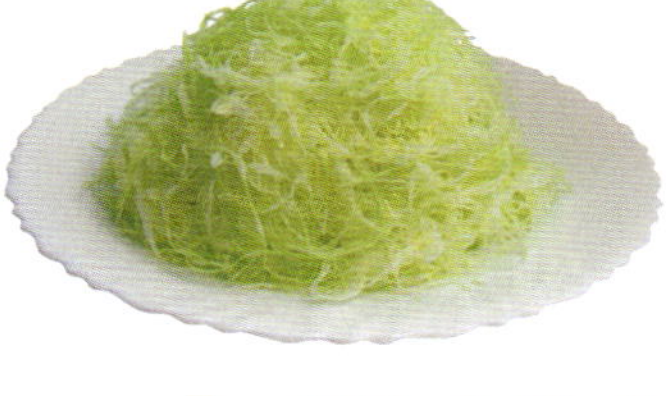

＋

オリーブオイル

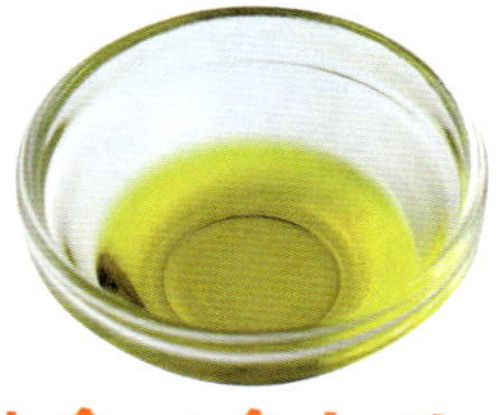

➡「スリムな体をつくる」食べ合わせ

10

潔癖すぎると、腸は弱くなる

最後に腸内細菌が活性化する習慣をご紹介しましょう。それは、もっと**自然と触れ合う**――という習慣です。

自然界は細菌の宝庫です。土や草木、川や海の水にはさまざまな微生物が棲んでいます。こうしたものと触れ合うことも、腸内細菌を元気づけることに役立つのです。

ところが、私たち日本人はよかれと思って、殺菌、除菌、抗菌された「キレイ社会」を築いてきました。「キレイ社会」に生きていると、目に見えない細菌たちが、私たちの健康を侵害するような、とても不潔な存在に思えてきます。

しかし、身の回りから菌を排除する行為は、結局は**腸内細菌の数を減らし、腸の弱体化を招くだけ**なのです。

現代人の腸内細菌の数は、戦前・戦中の人の3分の1にまで減っていると私は推測しています。大便の量が3分の1に減っているからです。大便の固形部分の大半は、腸内細菌とその死骸。つまり、**大便が小さいということは、腸内細菌の量も少ない**ことを表しているのです。

腸内細菌は、体の中に多種多様な菌を取り入れることで活性化されます。あなたの身の回りの細菌たちは敵ではなく味方――と考えてみてください。

自然ともっと触れ合おう！

自然界は細菌の宝庫

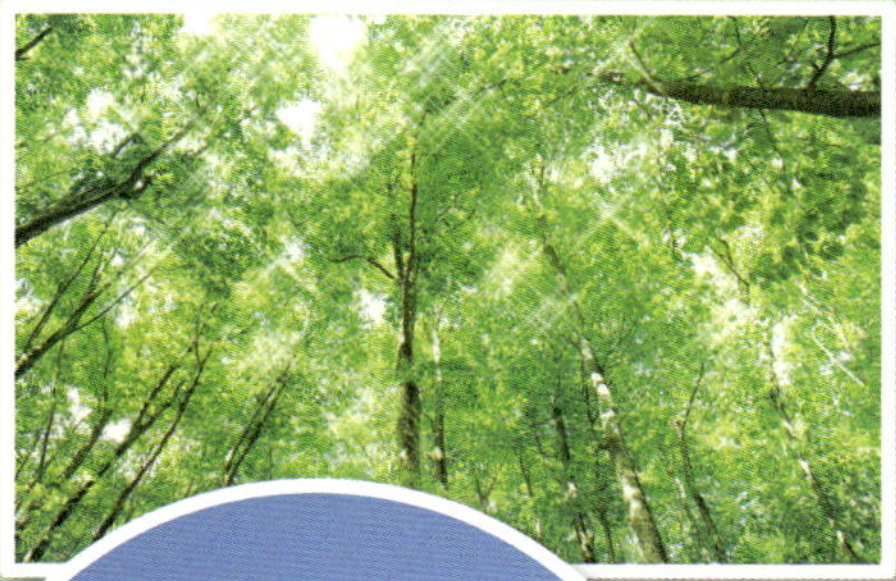

森

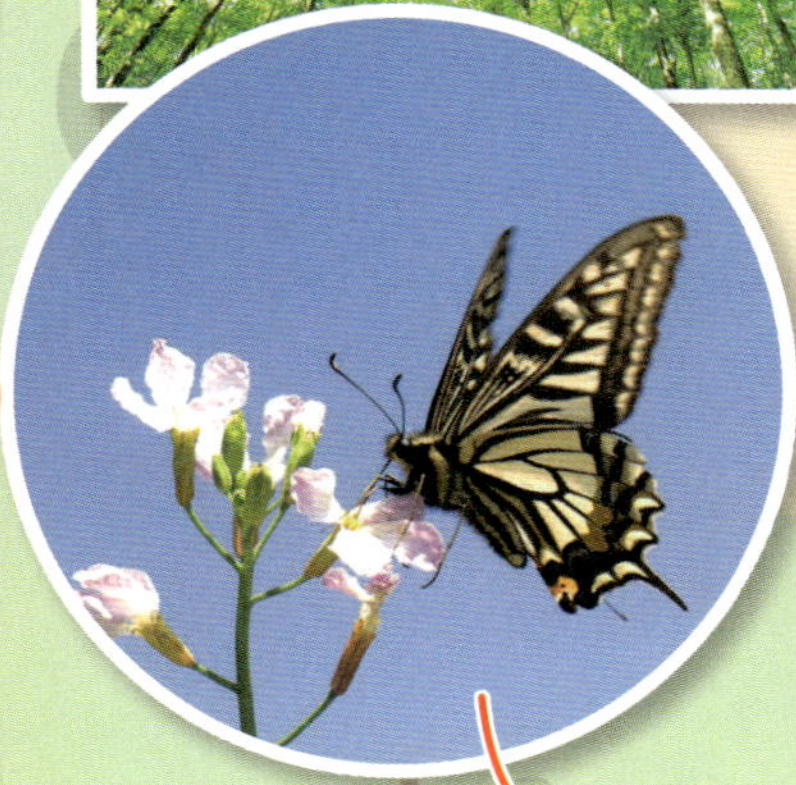

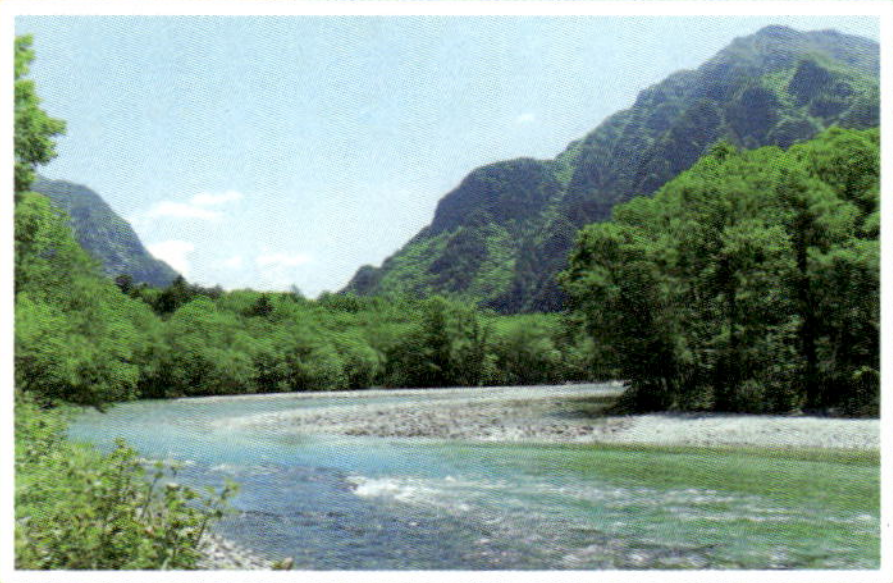

川

動物や虫と触れ合うのも
おすすめ！

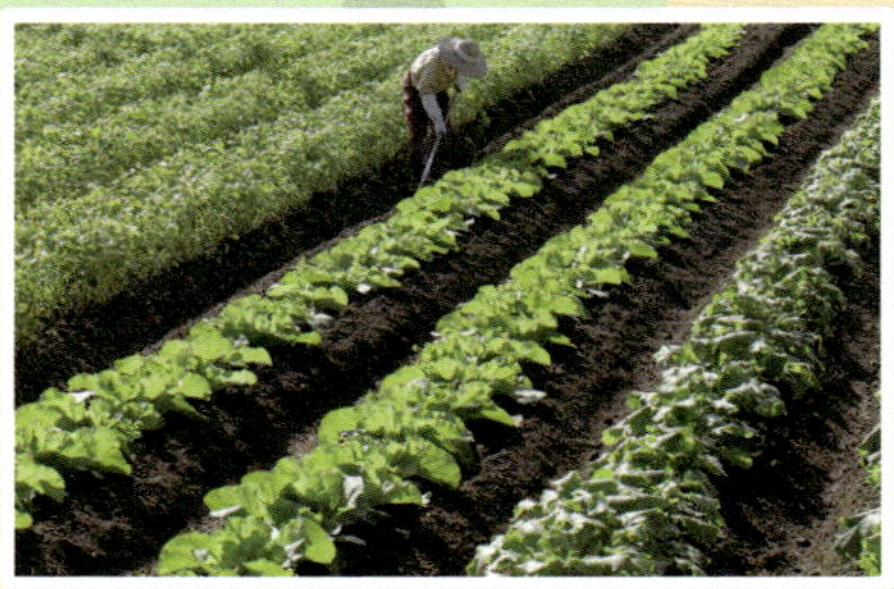

畑

COLUMN

アレルギーを腸から治す方法

今、アレルギー性疾患に苦しむ人が多くなっているのは、「**キレイ社会**」**がもたらしたツケ**だと私は考えています。身の回りの菌をみな「バイ菌」扱いし、殺菌・抗菌・除菌を繰り返しているがために、免疫機能が活躍する機会が失われ、弱体化しているのです。

よってアレルギー性疾患の克服を願うならば、第一に、殺菌・抗菌・除菌をするためのグッズをすべて家から排除すること。第二に、発酵食品を毎日食べて腸を鍛えること。第三は、外遊びをたくさんして、土や自然と触れ合うことです。

アレルギー体質を改善する作用を持つ野菜もあります。根菜、なかでも**レンコン**は、鼻水・鼻づまりに効果を示します。レンコンの持つタンニンが炎症を抑える作用を持っているからです。**シソ**には、免疫細胞たちの過敏な働きを抑えてアレルギー反応をやわらげる作用があります。**クレソン**には、喘息の発作を抑える作用があることが知られています。

これらの野菜を常食することも効果的です。

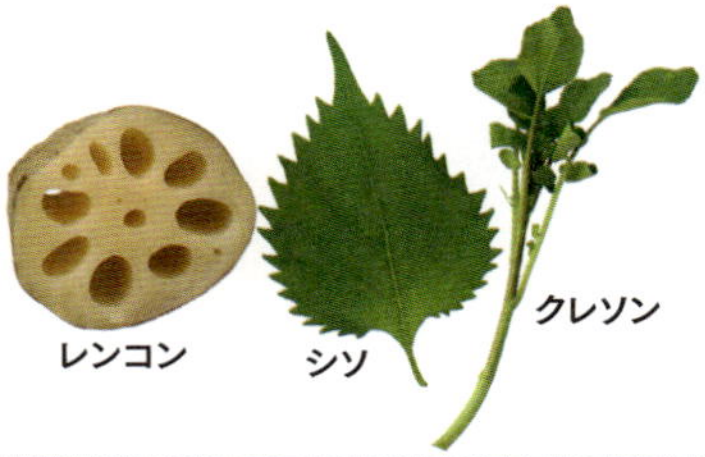

4章

心が安定する食、頭がよくなる食

01 「幸せ脳」をつくるマグロの赤身

健康寿命を延ばすには、体の健康とともに、**脳と心の健康も重要**です。

私たちが脳と心を健康に保つためには、「セロトニン」という脳内伝達物質の働きが欠かせません。

セロトニンは、**歓喜や快楽を伝えるホルモン**。セロトニンの量が不足すると、うつ状態になったり、キレやすくなったり、精神状態が不安定になってしまいます。

セロトニンの材料となるのは、第一にタンパク質です。タンパク質がセロトニンへと変わる分解過程では、ビタミンB_6やナイアシンといったビタミンが必要です。

そこで、とくに私がおすすめしたい食材が**マグロ**。マグロには、セロトニンの材料となる葉酸やナイアシン、ビタミンB_6といった栄養素──**「幸せ」の感受性を高める栄養素が豊富**なのです。とくに赤身に豊富です。

フィンランドでの調査によれば、1週間に2回以上魚を食べている人は、抑うつや希死観念が有意に低下していることがわかりました。

他にも、日本のがんセンターの調査では、毎日魚を食べている人は、そうでない人と比べて自殺の危険性が統計的に低下していたこともわかっています。

あなたのセロトニン分泌量は足りている？

外で働く人の「幸せ脳」チェックリスト

- □ 出勤してしばらくしても、まだ眠気が残っている
- □ 日光を浴びることが少ない
- □ 1 駅分、ウォーキングしたい気分にならない
- □ なるべくなら人と会いたくない
- □ いいたいことがいえない環境である
- □ 自分はダメだと何ごとに対しても消極的である
- □ 些細なことでキレやすい

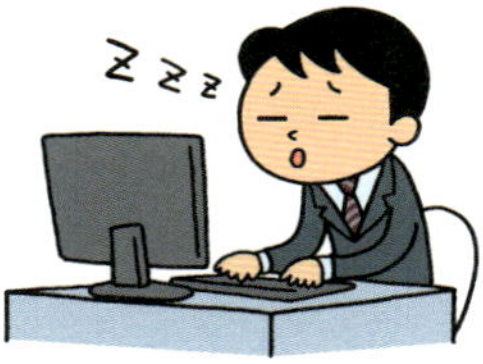

**4つ以上
チェックがついたら
食事を見直そう！**

家で過ごす人の「幸せ脳」チェックリスト

- □ 椅子が目の前にあるとすぐに座ってしまう
- □ 急いでいないのに赤信号が待てない
- □ 友人には自分から連絡せず、連絡が来るのを待つ
- □ 毎日の掃除や洗濯などの家事が面倒
- □ 自分の気持ちを素直に表現できない
- □ 電話に出ることを億劫に感じる
- □ 自分を何もできない人間だと責めてしまう

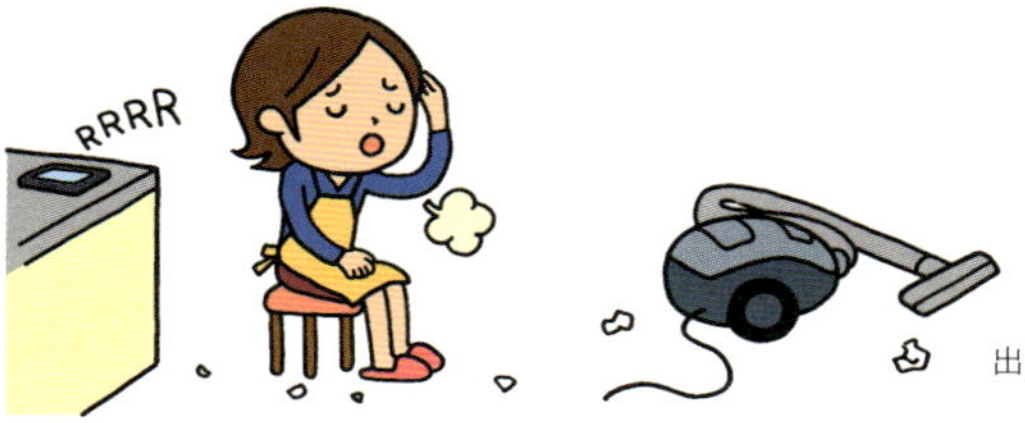

出典：『脳はバカ、腸はかしこい』より

02

魚は刺身でとると、より効果的

魚には、**DHA**（ドコサヘキサエン酸）や**EPA**（エイコサペンタエン酸）などの良質な脂質が豊富です。

温度の低い海水に生息している魚は、体の脂が固まっては困るため、常温でも固体にならない不飽和脂肪酸（オメガ3脂肪酸）を豊富に含んでいます。

魚の脂が体によい点は、人の体内に入っても固まることなく、サラサラと血液内を流れ、脳など必要としている箇所にスムーズに届けられるところです。

脳内のDHA量が多くなると、脳組織の細胞膜が柔軟になり、脳内の情報伝達能力が高まるとも考えられています。つまり、脳の働きが活発になり、**記憶力や学習能力が向上する**というわけです。

DHAやEPAは、サバやイワシ、サンマなど背の青い魚や、マグロのトロに豊富に含まれています。また、DHAに関していえば、マグロの頭部、とくに目の裏にあるゼラチン状の部分に多く含まれていることも知られています。

ただし、DHAやEPAなどオメガ3系の油脂は酸化しやすいデメリットがあります。効果的に摂取するには**新鮮な魚を刺身でいただく**のが最もよい方法です。

脳が活性化する魚の食べ方

この脂質で脳が若返る!
DHAとEPA

- サバやイワシ、サンマなど背の青い魚、マグロの脂に豊富に含まれている
- 脳の働きを活発にして記憶力や学習能力を向上させる

1日のDHA・EPA推奨摂取量
1.6g
(1600mg)

おすすめの食べ方

魚は「刺身」が基本

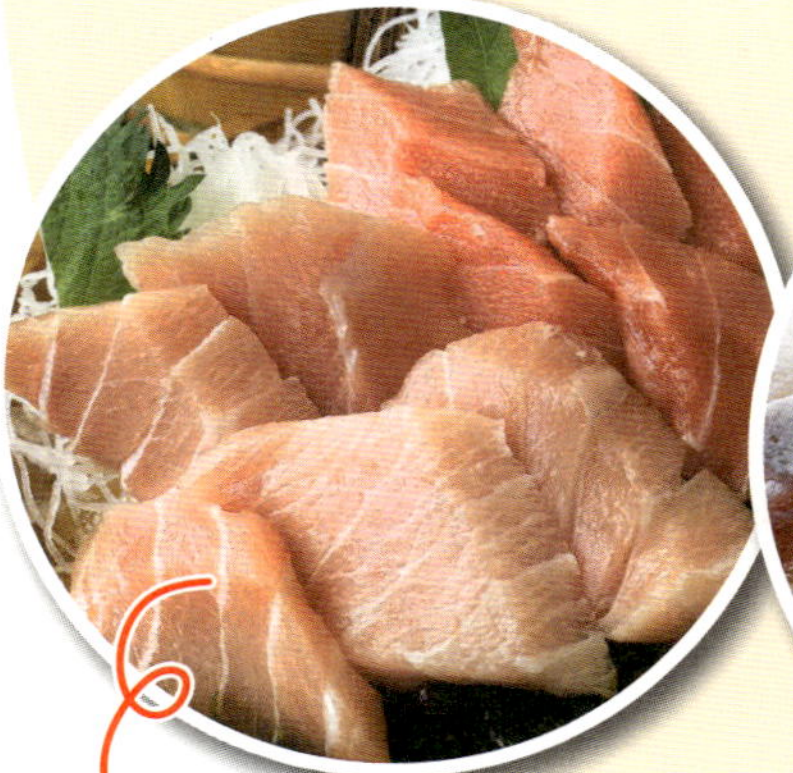

マグロの刺身
4〜5切れ

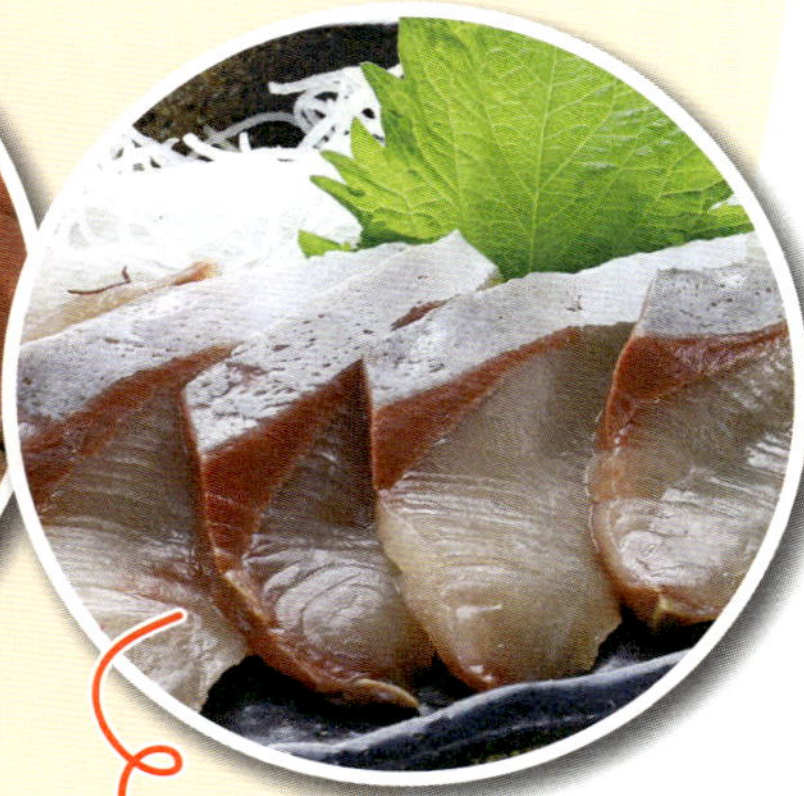

ブリの刺身
6〜7切れ

03 豆類は「気力充実」の特効薬

現在、日本ではうつ病になる人が増えています。

その最大の原因は、日本人の**腸内細菌の激減にある**と私は考えています。

うつ病は、脳内のセロトニン量が減少すると発症します。しかし、いくらセロトニンの原料となる食べ物をとっても、腸内細菌がバランスよくいなければ、セロトニンは生成されません。

また、腸で生成されたセロトニンの前駆体を脳に送り出しているのも、腸内細菌の役割です。つまり、腸内細菌がバランスよく増えれば、脳内のセロトニン量が増えて、幸福感が高まり、気力や集中力も向上するのです。

腸内細菌の健全化ほど、健脳効果の高いものはない、ということです。

腸内細菌を増やすには、食物繊維が必要です。食物繊維は植物性食品に含まれていますが、なかでも豊富なのは豆類――。黒豆やインゲン豆、小豆、ヒヨコ豆、エンドウ豆、大豆、空豆などは、食物繊維がたっぷり。また、ビタミン類やミネラルなども豊富です。

「自殺率は食物繊維の摂取量の多さと反比例する」――。

こうした興味深い統計があるくらいです。

腸が健康な人は長生き！

健康寿命を伸ばすには「脳」と「心」の健康が大切

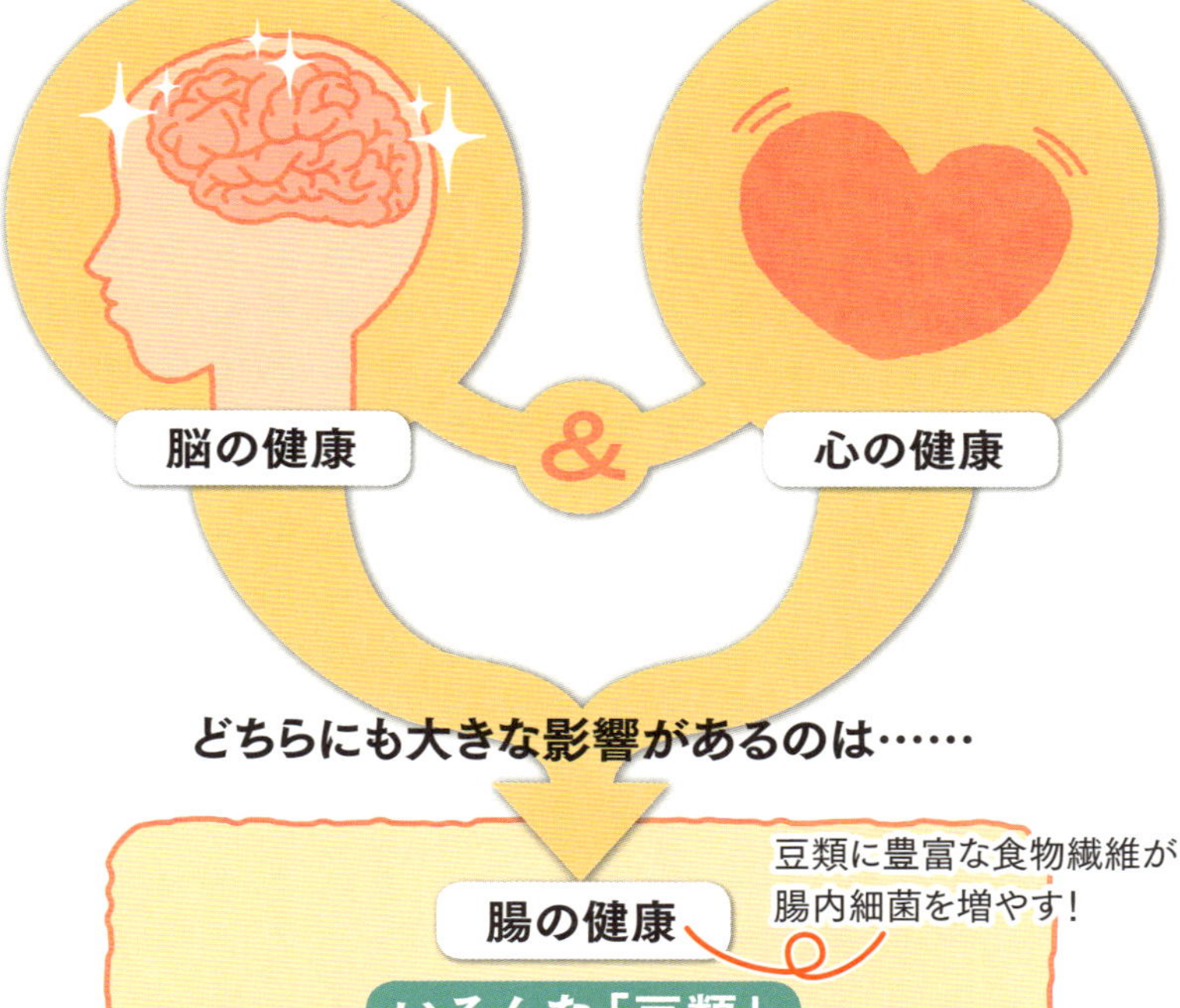
脳の健康
&
心の健康
どちらにも大きな影響があるのは……
腸の健康
豆類に豊富な食物繊維が
腸内細菌を増やす！
いろんな「豆類」

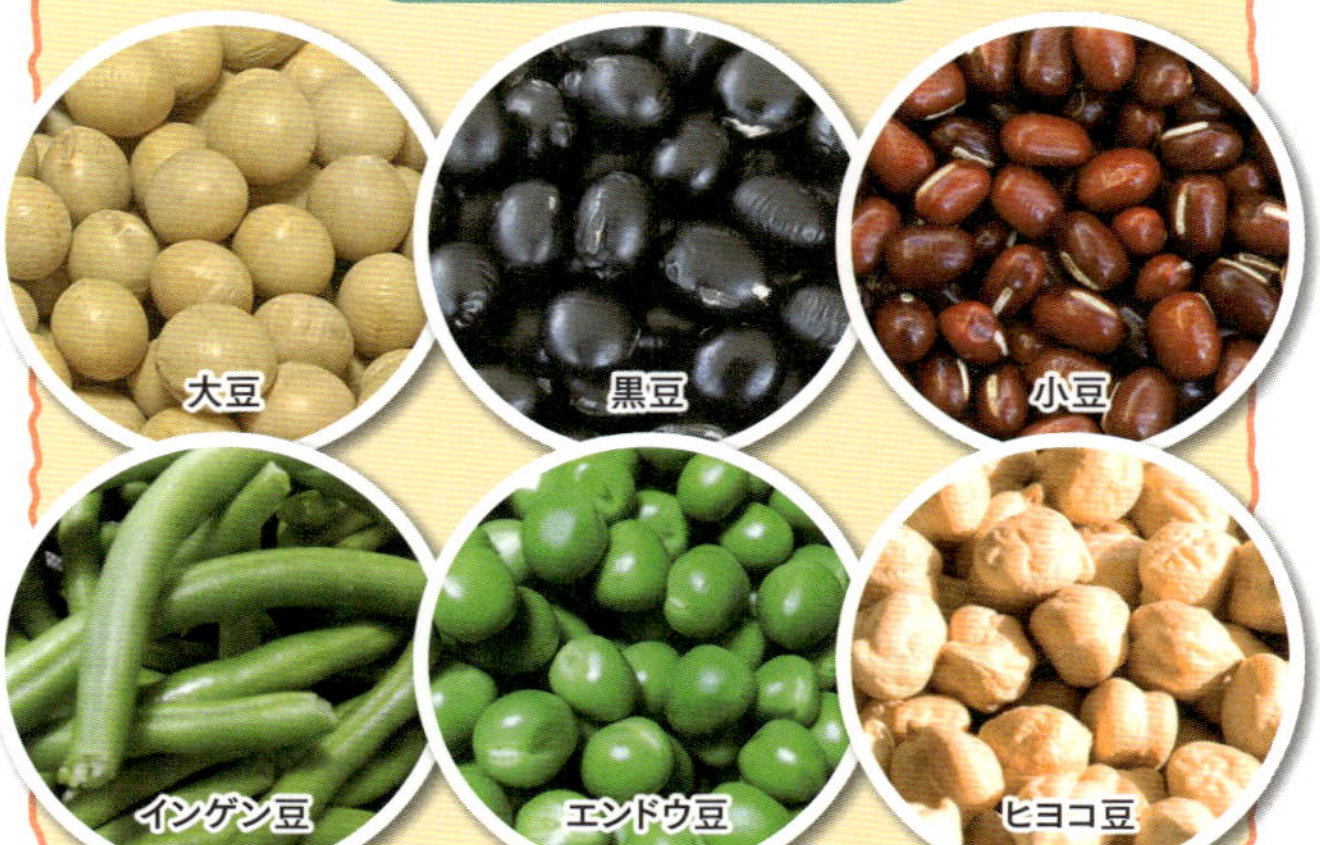
大豆
黒豆
小豆
インゲン豆
エンドウ豆
ヒヨコ豆

04 ストレスやイライラを抑える栄養素

現代社会は、人にストレスを与えるものばかりです。複雑な人間関係や、多忙な生活だけではありません。パソコンやスマートフォンからの電磁波や、まぶし過ぎる照明、運動不足や睡眠不足もストレスの原因になります。ストレス過多な生活は人をイライラさせます。

わけもなくイライラしてしまう――。

そんなイライラを鎮めたいときは、ビタミン類が豊富な野菜をとることです。気持ちを奮い立たせたり、やる気を起こさせたりするために、脳内で働くホルモン**「ドーパミン」を増やしてくれる**からです。

ドーパミンを増やすために、とくに必要なのはビタミンCです。

ビタミンCの代名詞といえばレモンですが、**赤パプリカはレモンの約1・7倍ものビタミンC**を含んでいます。

しかも、赤パプリカは果肉に厚みがあるので、**加熱してもビタミンCが壊れにくい**という優れもの。

また、脳内伝達物質であるドーパミンは、セロトニンとあわせて「**幸せ物質**」と呼ばれます。脳内のドーパミンの量が増えれば、イライラは自然と収まり、意欲も高らかに、快活に生きていくことができるのです。

ストレスは「赤パプリカ」で撃退！

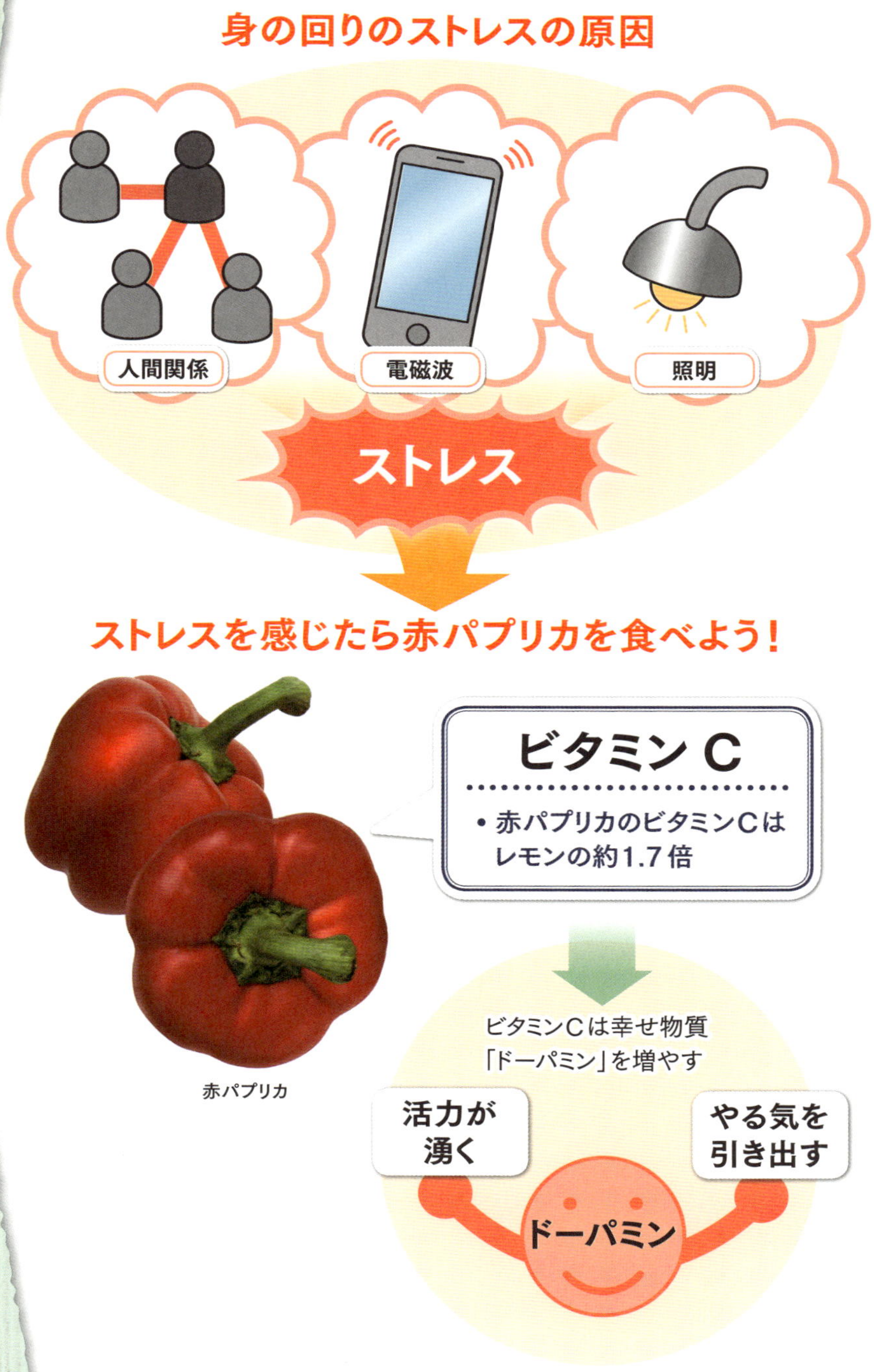

05

「肉食系」がボケないのはなぜか?

日本が世界一の長寿国となった理由は何でしょうか?

戦後、日本人の寿命が延びた最大の要因は「肉食」にあると、私は考えています。

人の体を構成する37兆個の細胞の膜は、肉に含まれるコレステロールが原料。これは脳細胞も同じです。細胞膜が丈夫になれば、脳を含めた身体各部が強化されます。病気になりにくく、長寿の体が築かれるのです。

しかも、肉がよいのは、あらゆる食品のなかで**アミノ酸の構成が人の体に最も近い**ことです。タンパク質は20種類のアミノ酸で構成されていて、そのうち体内で合成できない9種類を必須アミノ酸といいます。肉には体が要求するように、バランスよく必須アミノ酸が含まれているのです。

また、私は、**肉を食べていつまでも恋を楽しむ**のが、長寿の秘訣だと考えています。恋のときめきは、脳をおおいに刺激してくれるので、ボケ防止にもなります。

恋をするには、オキシトシンが必要です。**オキシトシンは別名「愛情ホルモン」**とも呼ばれています。肉を食べて腸内細菌を増やし、オキシトシンの合成量が増えていくと、何歳でも若々しく熱烈な恋愛を楽しめるのです。

肉や魚が「強い体」をつくる

必須アミノ酸って何？

必須アミノ酸はタンパク質をつくる「桶」のイメージ

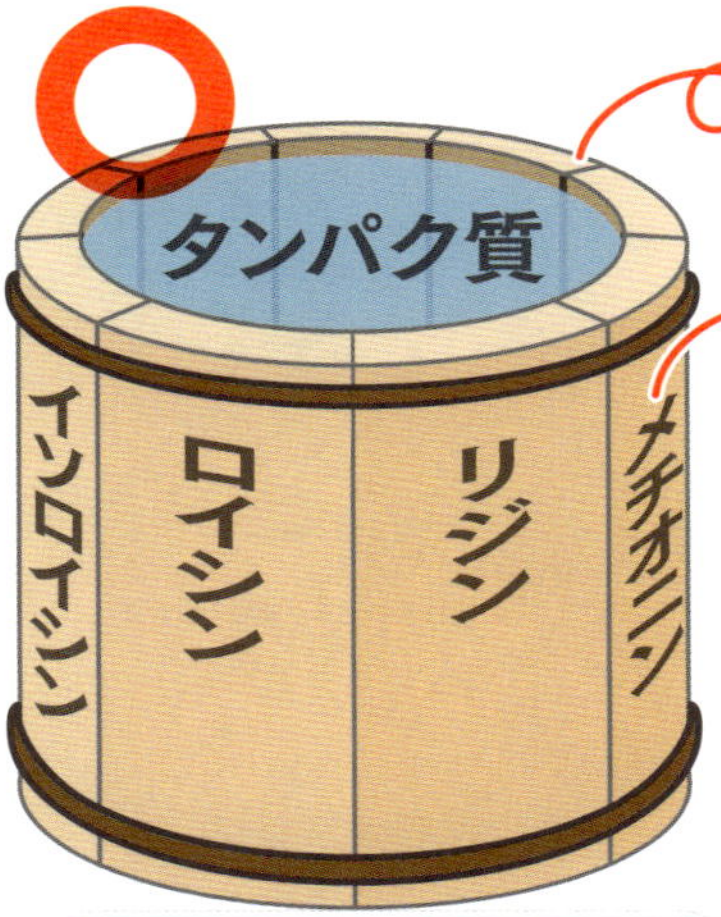

アミノ酸スコアが高い

9種類ある必須アミノ酸が必要量ある状態。

タンパク質の元となり、病気にならない体をつくる。

アミノ酸スコアが完璧な食品

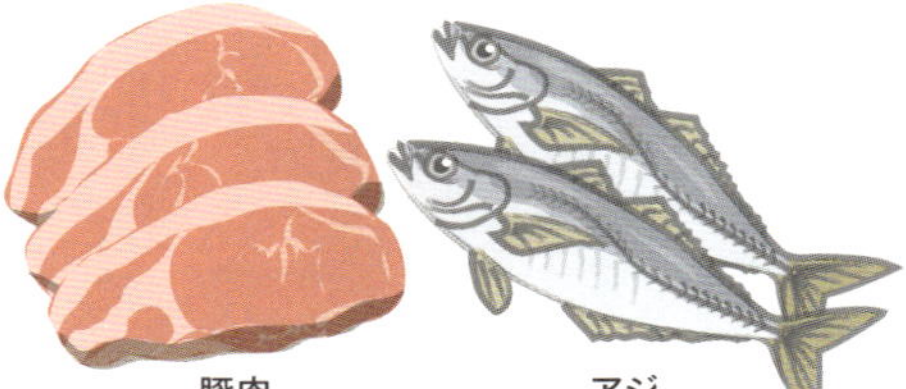

豚肉　アジ

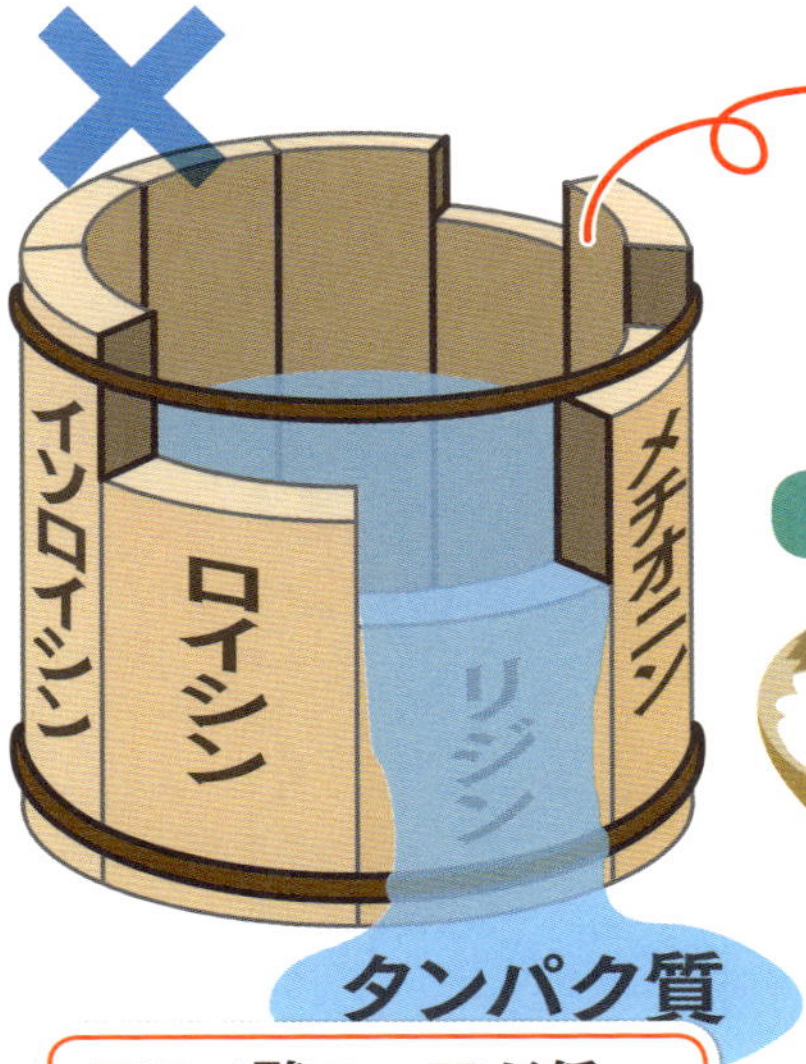

アミノ酸スコアが低い

9種類の必須アミノ酸のうち1つでも不十分だとタンパク質の質が悪くなってしまう。

アミノ酸スコアが低い食品

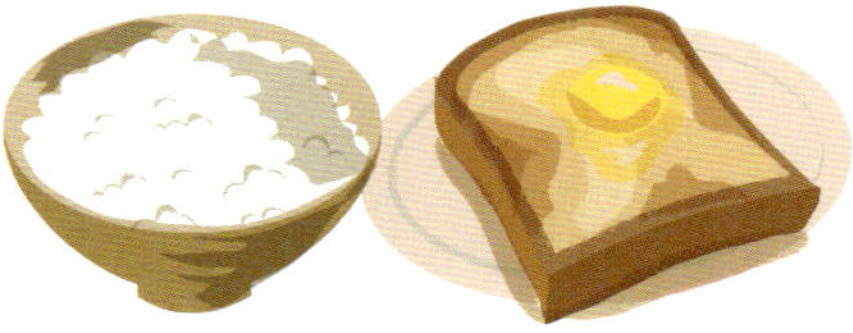

精白米　パン

06 脳の若さは、良質な油がつくる

自立した生活を損なわせる病気の第1位といえば、「認知症」でしょう。

若くして発症すれば、そのぶん健康寿命は短くなり、本人も家族も苦労の多い期間が長くなります。現代の長寿社会では、認知症は誰もが発症する恐れがあるからこそ、日常生活の中での予防に努めていきたいものです。

脳の健康を保つためにまず実践すべきは、毎日の食事で良質の脂質（油脂）をバランスよくとることです。

なぜなら、**人間の脳の組織の約9割は脂質からできているから**です。毎日の食事でとる油脂は、脳組織の最大の原料となるのです。

日本人に不足しているのは、「オメガ3系」という分類の油脂。たとえば、亜麻仁油やシソ油、エゴマ油、魚の脂などです。最近注目されているのは、亜麻仁油の健康効果でしょう。美容や健康に造詣の深い女性たちが、率先してとっている油です。**亜麻仁油なら、毎日スプーン1杯をとる**と、1日に必要な量を補えるといわれます。

ただし、オメガ3系の油脂は酸化しやすいという難点があります。**サラダや青菜のお浸し、冷奴などに生のままかける**など、加熱せずに活用するようにしましょう。

「油」と「脂」の違い

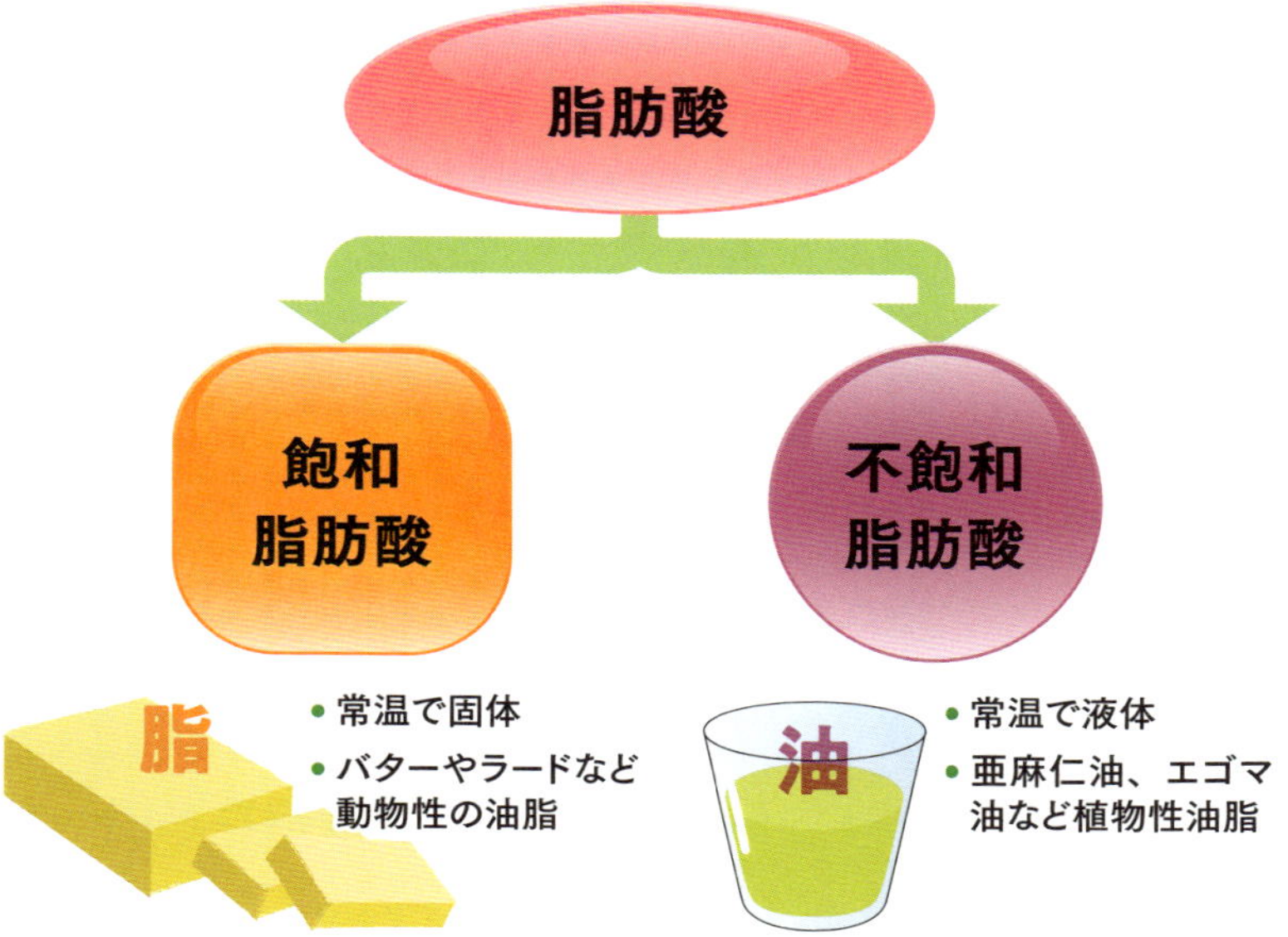

こんな油のとり方で、ボケを防ぐ

油は大きく分けると、2種類に分かれます。

常温で液体状のものが「油」、常温で固体状のものが「脂肪」です。常温で液体になるか固体になるかは、「脂肪酸」の違いで決まります。

常温で固まりやすい脂肪酸のことを「**飽和脂肪酸**」と呼びます。肉類や卵、バターなどに豊富です。

一方、常温で固まりにくい脂肪酸が「**不飽和脂肪酸**」。現代人が、油脂の摂取のアンバランスを起こしている第一の要因が、この不飽和脂肪酸にあります。

不飽和脂肪酸には、「オメガ9（オレイン酸）」「オメガ6（リノール酸）」「オメガ3（αリノレン酸）」の3つがあります。

重要なのは、**オメガ6とオメガ3の摂取バランス**。

オメガ6とオメガ3の摂取バランスは、**4対1が理想**といわれています。ところが、現代人はこの摂取バランスが**25〜50対1ほどにもなっている**のです。

オメガ6を多く含むのは、サラダ油やコーン油、大豆油といった植物油です。みなさんが日常的に調理に使っている油でしょう。

また、マヨネーズやスナック菓子にも多く含まれます。これらの油を「まったくとってはいけない」とはいいません。とり過ぎがいけないのです。

オメガ6もオメガ3も、ともに脳の構造と機能に必要な脂肪酸です。たとえば、オメガ6には**血液を固めたり、血管を収縮する**といった働きがあり、オメガ3には**血液をサラサラにしたり、血管を拡張する**働きがあります。

両者は互いに拮抗しながら、脳や血液の健康に重要な働きを担っています。この**バランスを崩すと、脳の機能に変調をきたす**ことになるのです。

ではもう1つの不飽和脂肪酸、オメガ9脂肪酸はどういった油でしょうか。

オメガ9脂肪酸は普段使いの油にするのがよいでしょう。とくにオメガ9脂肪酸の代表格、オリーブオイルが一番のおすすめです。

というのも、オリーブオイルは約80%がオレイン酸でできています。オレイン酸は酸化しにくい性質を持っているため、加熱調理に使えるのです。

また、オリーブオイルは、今、世界中の医学界が注目している油の1つ。米国の食品医薬品局（FDA）は、糖尿病からくる動脈硬化の改善にオリーブオイルが有効だと認めています。

オリーブオイルの健康効果は科学的に証明されているのです。

オメガ3の油でボケを防ぐ!

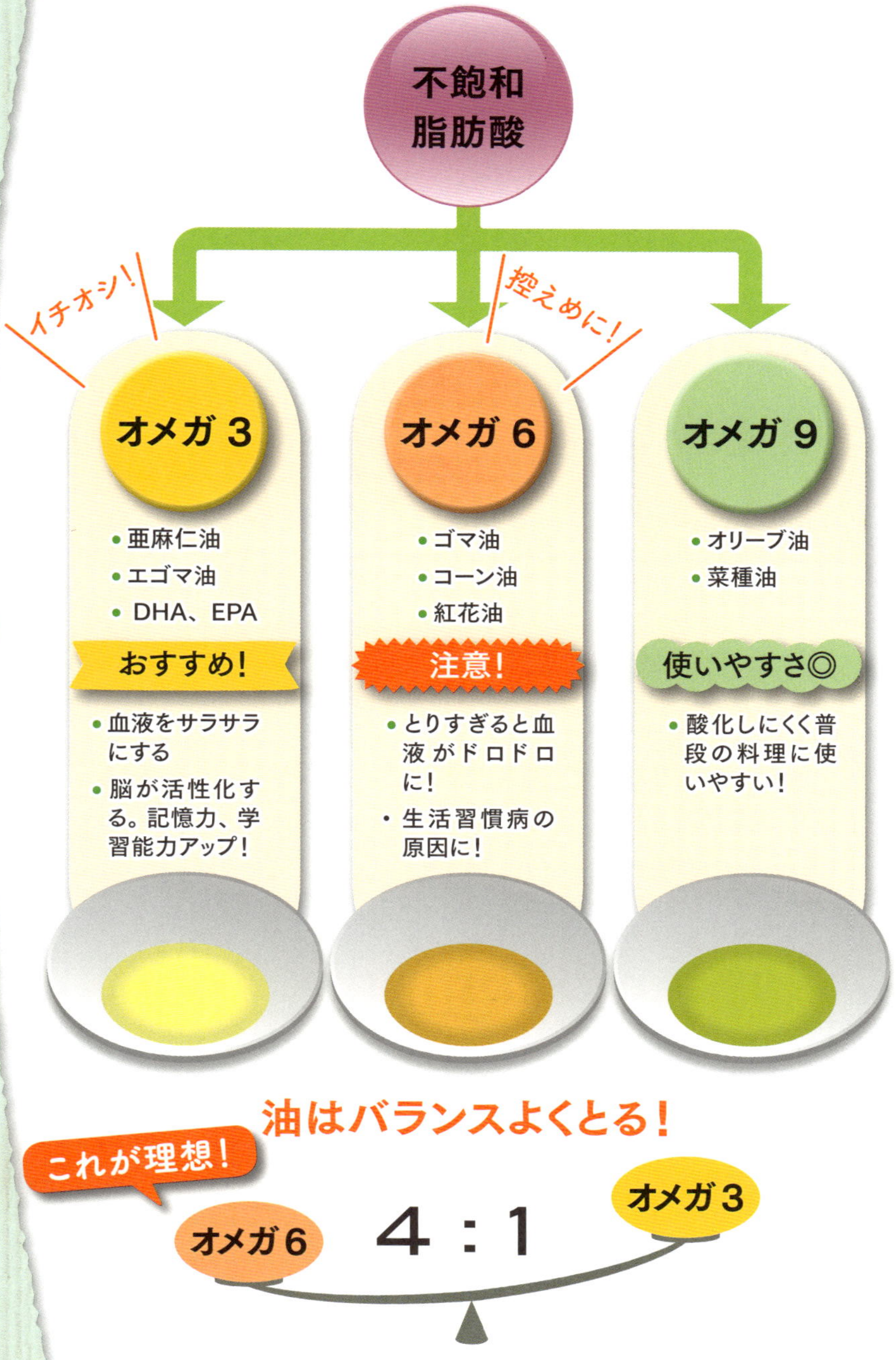
不飽和脂肪酸
イチオシ!
控えめに!
オメガ3
・亜麻仁油
・エゴマ油
・DHA、EPA
おすすめ!
・血液をサラサラにする
・脳が活性化する。記憶力、学習能力アップ!
オメガ6
・ゴマ油
・コーン油
・紅花油
注意!
・とりすぎると血液がドロドロに!
・生活習慣病の原因に!
オメガ9
・オリーブ油
・菜種油
使いやすさ◎
・酸化しにくく普段の料理に使いやすい!
油はバランスよくとる!
これが理想!
オメガ6
4:1
オメガ3

07

「便利な油」をやめれば、血液サラサラ

動脈硬化を予防するには、**体に悪い油脂を体内に入れない**ことも大切です。体に悪い油脂といえば、マーガリンや大量生産されている揚げ油などです。

これらの油がよくないのは「**トランス脂肪酸**」を含むからです。たとえばマーガリンは、「動物性のバターはコレステロールが高い」という消費者の不安を受け、液体の植物油を固形化できないかと開発されました。その開発の過程で、植物油に水素が添加されます。このときにトランス脂肪酸が生成されてしまうのです。

また、植物油を大量に製造する際、高温で加熱処理される過程でもトランス脂肪酸はつくられます。

油とは本来、酸化によって劣化しやすい性質を持ちます。ですから、**購入後はなるべく早く使い切らなければいけない**ものです。ところが、トランス脂肪酸を含む油は酸化しにくく劣化しにくいので、常温で長期保存が可能です。また、人工的な手を加えて製造できるので、大量生産が可能であり、安価です。

トランス脂肪酸は自然界には存在しない油です。その人工油が血管壁に取り込まれると正常に代謝できなくなって血管を老化させ、動脈硬化を起こすのです。

この油に気をつけよう!

トランス脂肪酸って何?

- 自然界には存在しない人工的な油
- 血管を老化させる
- 動脈硬化の原因になる

こんな食品に注意しよう

トランス脂肪酸の多い食品

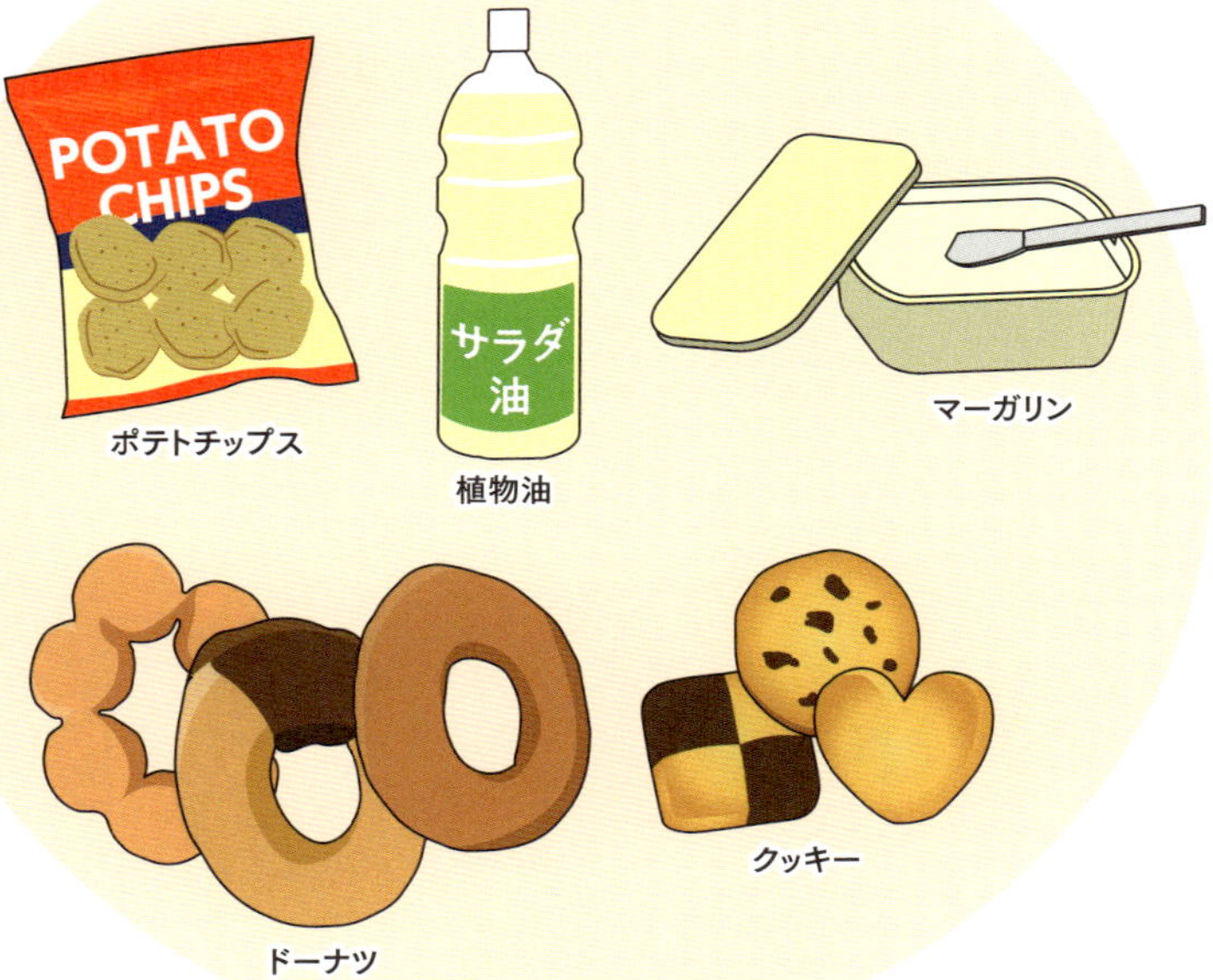

ポテトチップス

植物油

マーガリン

ドーナツ

クッキー

08 スルメをよく噛めば、記憶力がよくなる

「噛む脳トレ」――「よく噛む」という行為は、認知症の予防や回復、記憶力の維持に役立ちます。

ＮＨＫのある番組で、認知症で歩けなかった人に義歯をつくり、よく噛んで食べることを続けさせたところ、歩けるようになったと放送していたのを見たことがあります。よく噛むようになったおかげで、なんと畑仕事も立派にできるようになったと紹介されていました。

なぜ、噛むことが認知症の改善に役立つのでしょう。

よく噛んで食べていると、口やあごからの刺激が大脳に伝わり、記憶力をつかさどる海馬や、情動を支配する扁桃体という大脳の一部を刺激し、活性化するのです。これは科学的にも明らかにされていることです。

大事なのは毎日の食事の際、一口一口を大事に思い、**ゆっくりよく噛む**こと。

また、間食や酒の肴には**噛みごたえのあるものを選ぶ**とよいでしょう。私はスルメイカを最もおすすめしています。

スルメはよく噛まなければ食べられませんし、噛めば噛むほど味が出て、おいしく感じます。食品添加物や糖質など、体に負担を与えるものも入っていません。

よく噛む人ほどボケない！

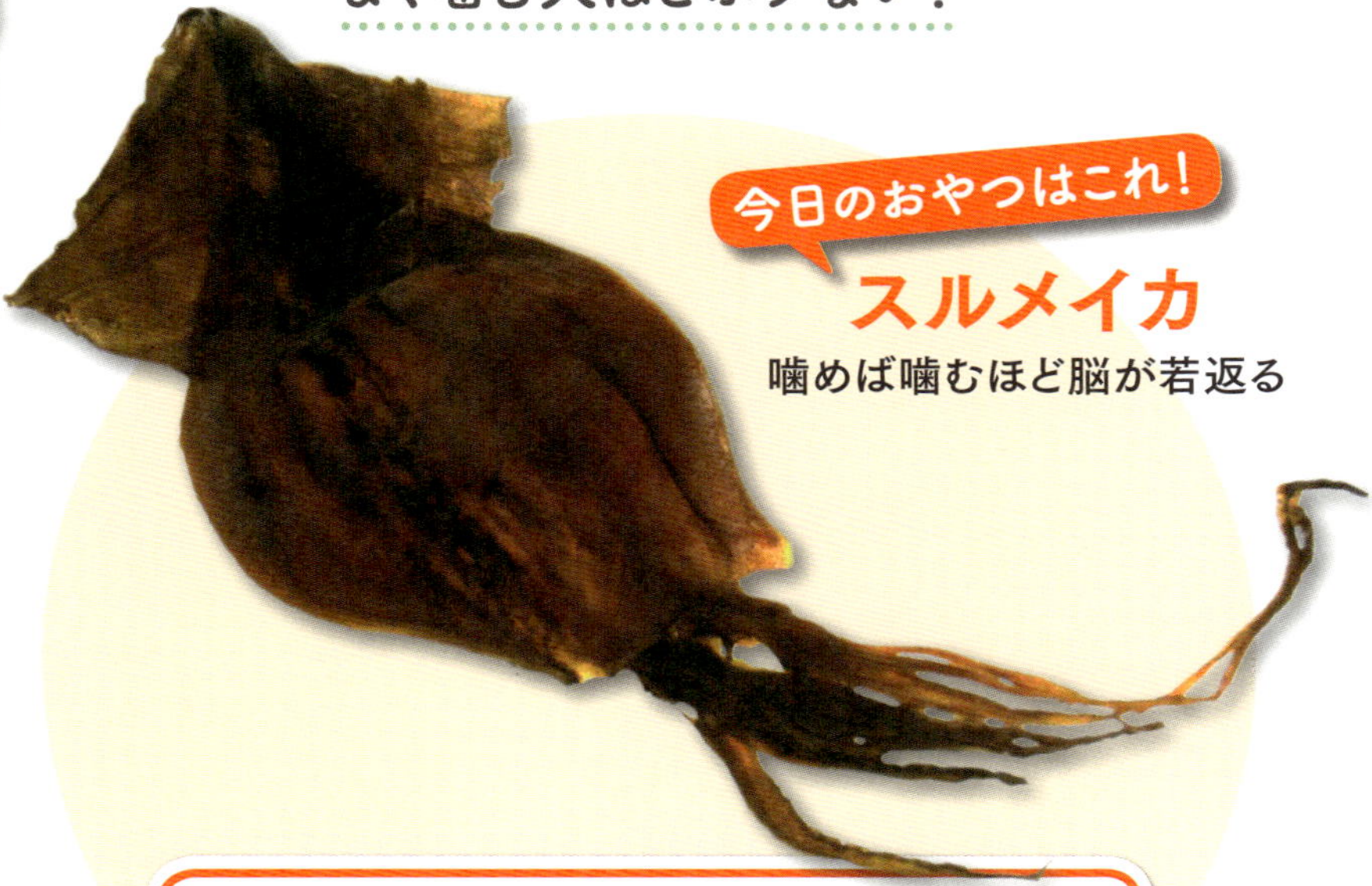

今日のおやつはこれ！

スルメイカ

噛めば噛むほど脳が若返る

スルメイカの嬉しい効能

- 認知症の予防
- 血液をサラサラにする
- 疲労回復
- 肝臓を癒す
- 血圧を下げる
- 美肌効果

もう1つ覚えておこう

ガムは「いいこと半分、危険が半分」

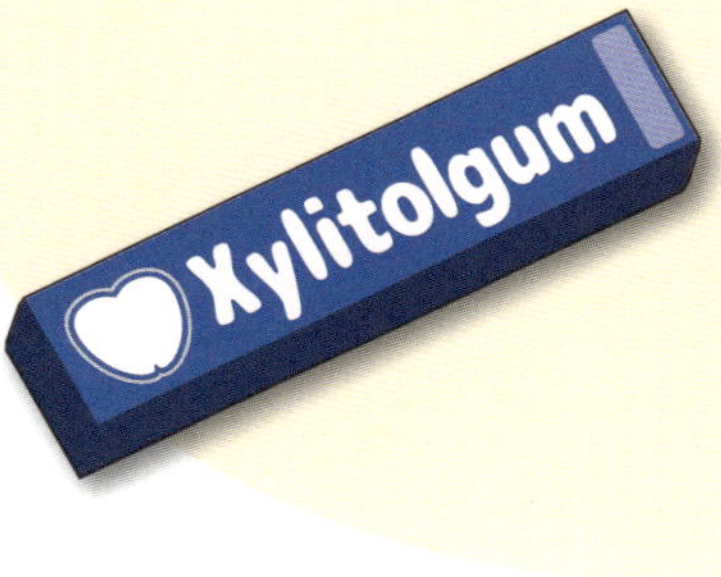

- よく噛むという点では認知症予防に効果あり。
- ただしガムには食品添加物が含まれていることが多く、合成甘味料は健康を害することが指摘されている。

09

噛まずに「おいしい！」と感じるものには要注意

あなたの脳をダメにする食品もあります。

それは、「噛まずともおいしい」と感じる食べ物です。その1つが**スナック菓子やファストフード**でしょう。

本来、食べ物とは、咀嚼することによって「おいしい」「幸せ」と感じるようになるものです。少しずつ噛んで食べている間に、血糖値（血液中のブドウ糖の量）がゆっくりと上がり、脳にエネルギーが送られるからです。

スナック菓子やファストフードは噛む必要がほとんどありません。それでも、口に入れた瞬間に「おいしい」と感じるのは、「**うまみ調味料**」**という化学物質が誤った「おいしい」**を演出しているのです。うまみ調味料は、噛まなくても強烈な幸福感を脳に感じさせます。

セロトニンやドーパミンなどの「幸せ物質」の原料は腸でつくられ、脳に送られる話はしました。

スナック菓子やファストフードのうまみ調味料は脳を一時的に満足させますが、**腸をひどく荒らすため、脳が「本当の幸福感」をつくり出す力を弱めてしまいます。**

こんなものを乱用した食品でお腹を満たしていると、「噛むことで脳が活性化する」という機能を働かせられなくなり、脳が衰えてしまうのです。

あなたの脳をダメにする食品

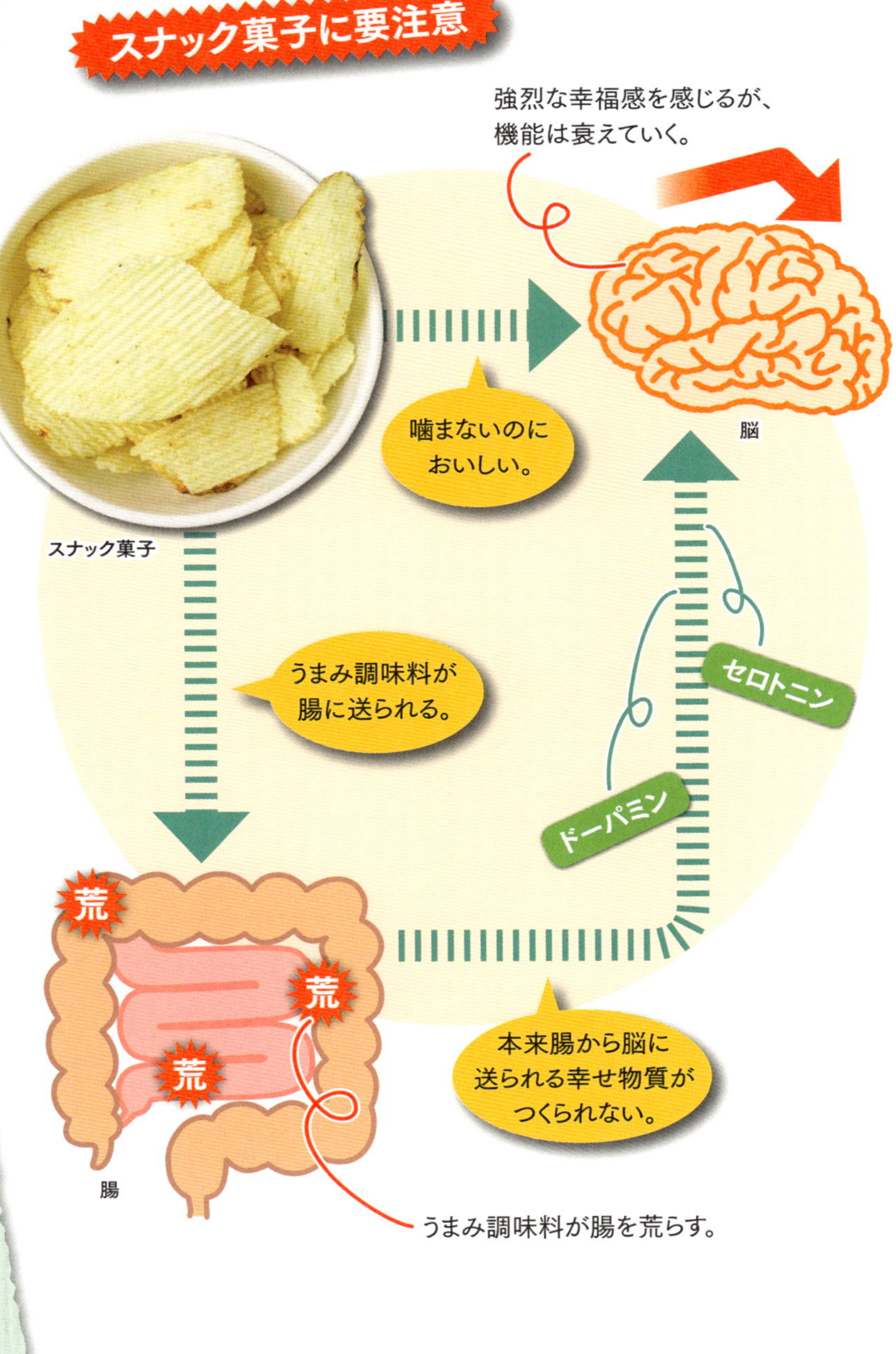

10

脳のためには、これを食べてはいけない

私が久しく口にしていない食べ物があります。

それは、**フライドポテト**です。フライドポテトの「サクサクッ」「カリカリッ」とした食感は、とてもおいしく感じるもの。この食感をつくり出しているのは、自然界には存在しない「トランス脂肪酸」です。

油脂を研究している研究者の間では、トランス脂肪酸を「プラスチック化したオイル」と呼ぶそうです。まさしく、フライドポテトは「**プラスチックでコーティングされたポテト**」とも表現できるでしょう。

ファストフードの揚げ油の中には、ショートニングが混ぜられています。ショートニングはトランス脂肪酸の一種。マーガリンと同じく、植物油に水素を添加して常温でも固形状を保てるよう生産されている油です。

トランス脂肪酸の害として、本当に怖いのは、脳に深刻な影響を及ぼすことです。

脳を構成する脂質として欠かせないのがオメガ3系の脂肪酸です。これが不足したとき、トランス脂肪酸が大量に体内にあると、脳はトランス脂肪酸を材料に使うようになります。その結果、脳の細胞膜が不安定になり、脳の伝達能力が衰えてしまうことが考えられるのです。

いつもの「食」を見直そう

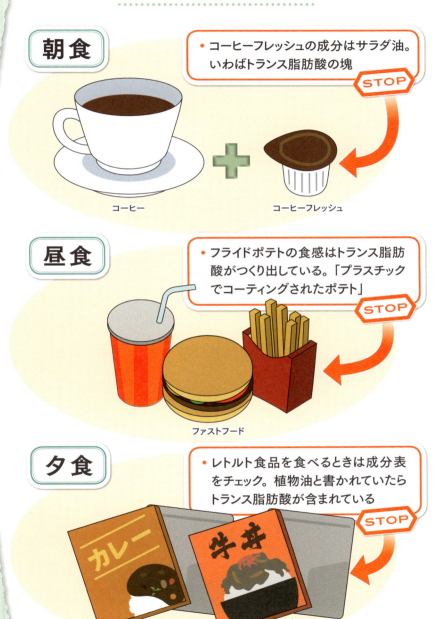

朝食

・コーヒーフレッシュの成分はサラダ油。いわばトランス脂肪酸の塊

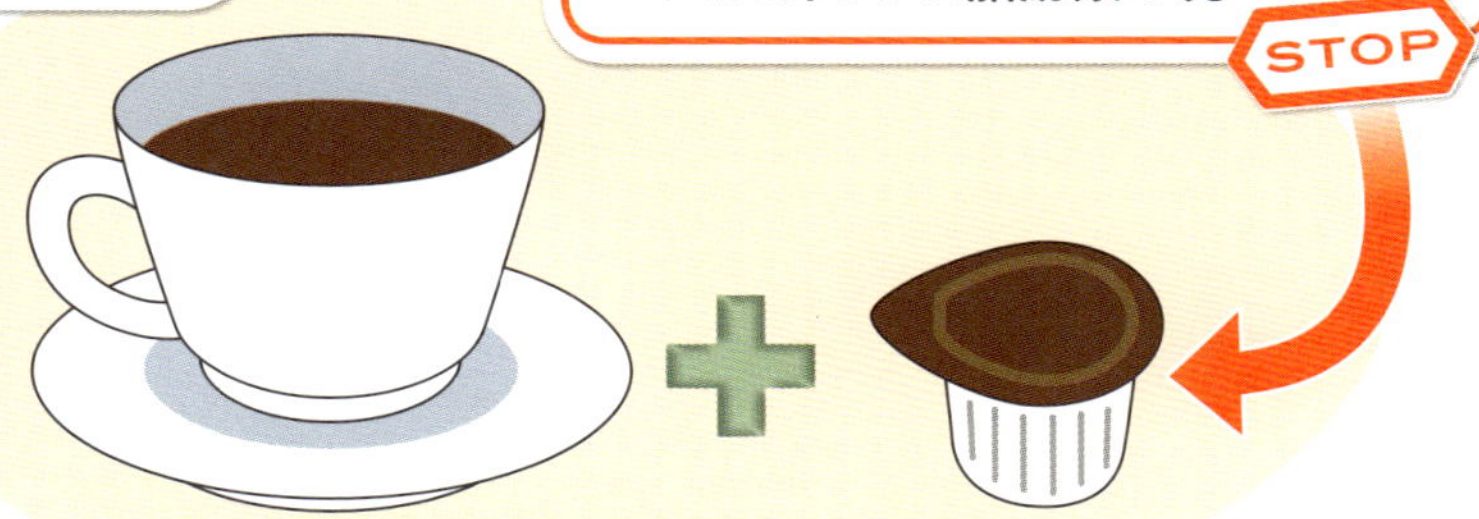

コーヒー　コーヒーフレッシュ

昼食

・フライドポテトの食感はトランス脂肪酸がつくり出している。「プラスチックでコーティングされたポテト」

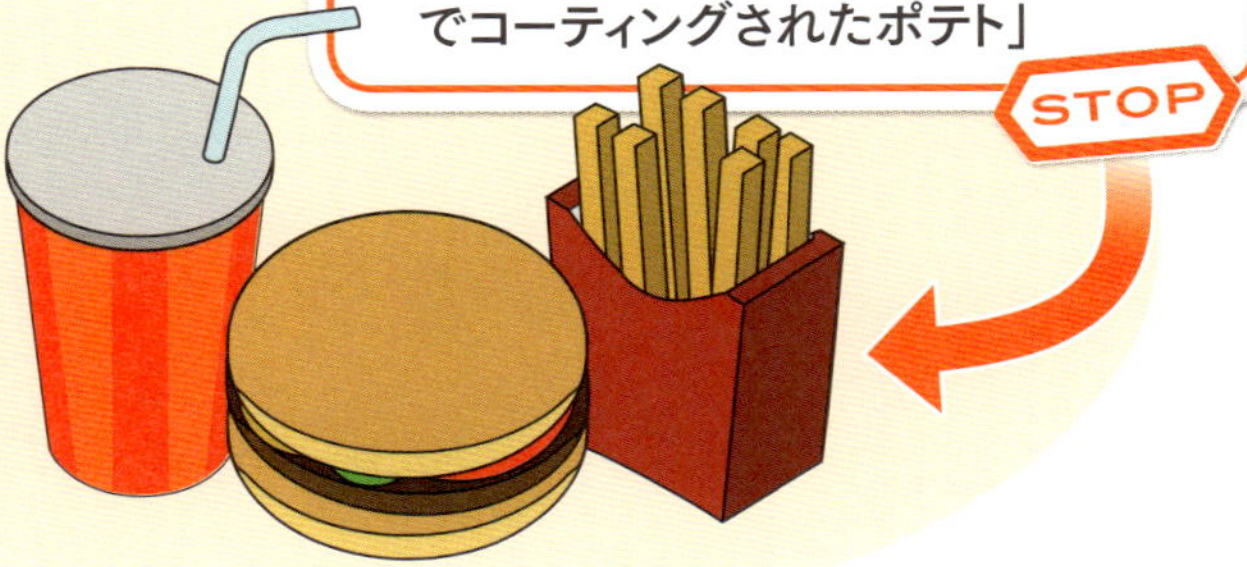

ファストフード

夕食

・レトルト食品を食べるときは成分表をチェック。植物油と書かれていたらトランス脂肪酸が含まれている

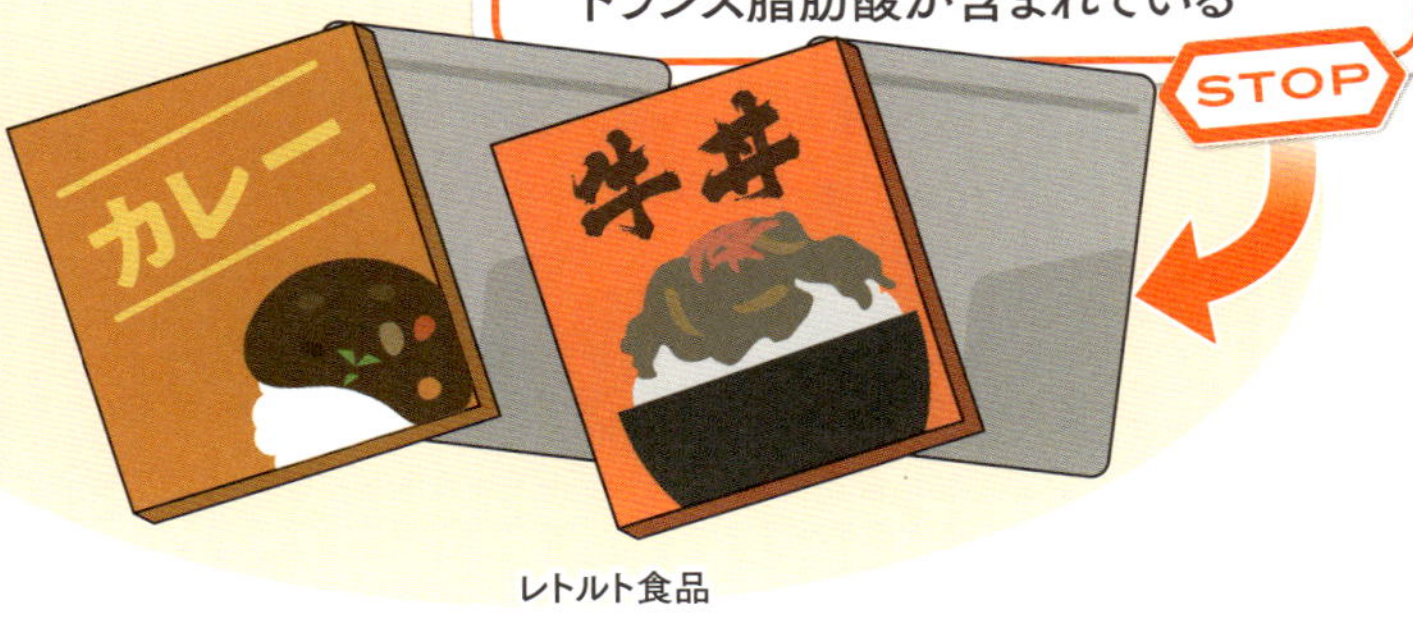

レトルト食品

COLUMN

アルツハイマー病は「水素水」で遠ざけられる

認知症予防に効果が期待されている水があります。それは「**水素水**」です。水素水というのは、水素分子のガスを人工的に添加してつくられる水のことです。

認知症は、活性酸素によって神経細胞が変性する病気ですが、水素水には活性酸素を除去する働きがあることがわかってきました。

東京都健康長寿医療センター研究所の石神昭人博士らの研究によって、マウスの脳に蓄積していた活性酸素の量が、水素水を与えたことによって減少したことが明らかにされました。

今後、水素水は認知症の予防と改善に、おおいに活用されるようになっていくでしょう。

人工的に水素分子を添加せずとも、日本には活性酸素を消す作用を持つ天然の銘水もあります。ご自身にあった水を選んでみてください。

活性酸素を消す天然の銘水（採水地）

軟水〜中硬水［硬度300㎎／ℓ未満］	硬水［硬度300㎎／ℓ以上］
リシリア（北海道）	浅虫温泉水・仙人のわすれ水（青森）
仙人秘水（岩手）	命のみず（三重）
クリティア（静岡・山梨など）	四国カルスト天然水ぞっこん（愛媛）
島根のおいしい天然水（島根）	マグナ1800（大分）
Dr.Water（宮崎）	

5章

なぜ、「糖質」が体に悪いのか?

01

「糖質は大事なエネルギー源」は大間違い

日本人は遺伝的に糖尿病になりやすいといいます。

日本人が米を主食にするようになってから、まだ2000年あまり。まだ、糖質をうまく使いこなす体内システムが整っていません。にもかかわらず、糖質をとり過ぎているから、糖尿病になってしまうのです。

人間の体に糖質のとり過ぎが適していないことは、人体の成分比率を見ればよくわかります。人体の主な成分比率は、タンパク質が約46％、脂質が約43％、ミネラルが約11％。**糖質はわずか1％**です（水分は除く）。

これに対して私たちの食事の主な成分比率は、糖質が約68％、タンパク質が約16％、脂質が約11％、ミネラルが約5％。人体の成分比率に対して、摂取している栄養素の比率がまったく適合していないことがわかります。

昨日食べたものを振り返ってみてください。白米やパン、麺類などの主食、果物、根菜、そしてお菓子……。1日に食べるもののうち、**約7割もが糖質メイン**のもの。いかに糖質を多く含むものが多いかおわかりでしょう。

体質にまったく適合しない、こんな生活を積み重ねていれば、体が支障をきたすのは当然のこと。その結果、表れてくるのが肥満、そして、糖尿病なのです。

糖質が体に悪い理由

【人体の主な成分比率】（円グラフ）

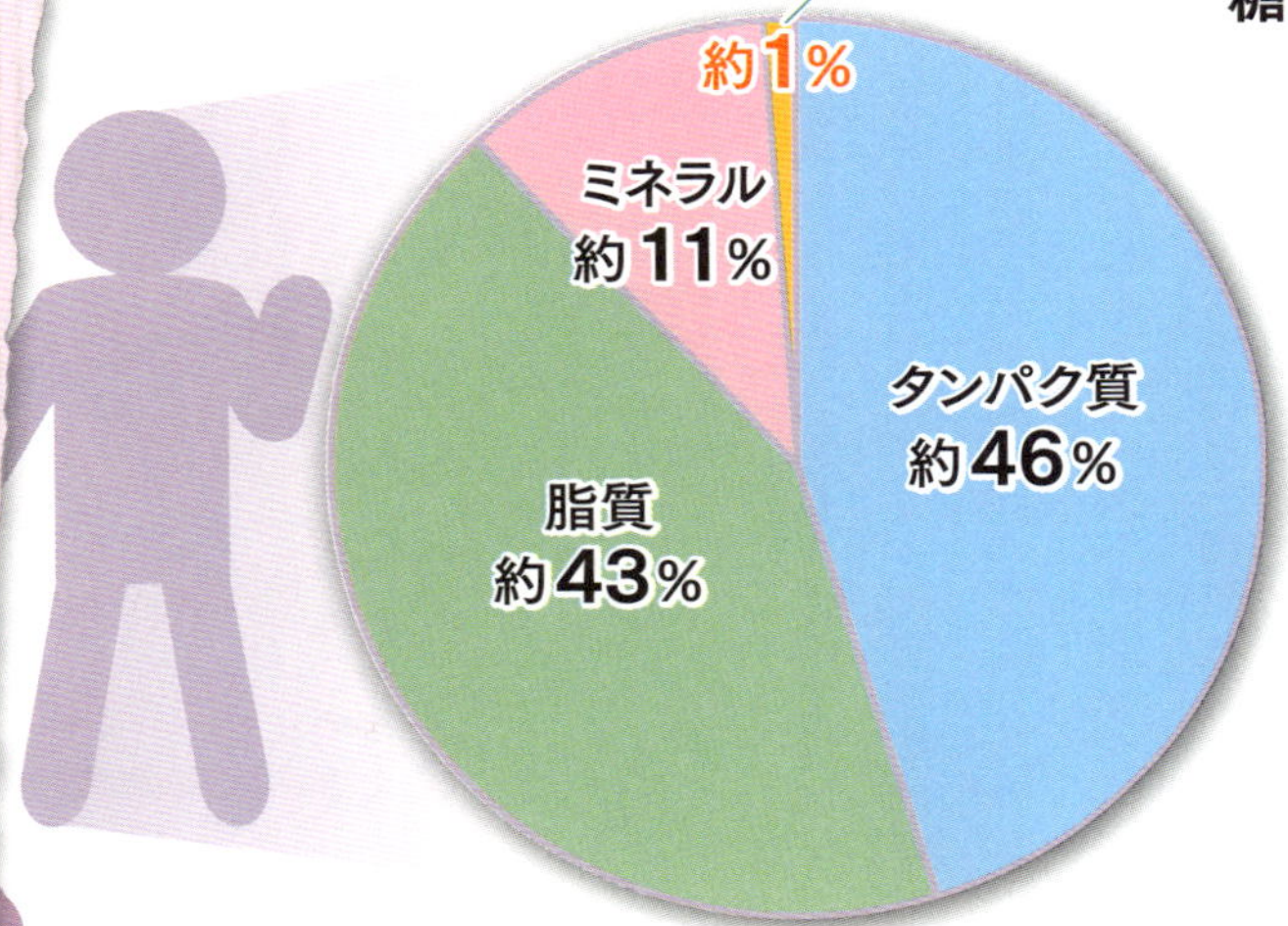
約1%
ミネラル
約11%
タンパク質
約46%
脂質
約43%

糖質はたったの
約1%!

こんなに
比率が
違う!

【私たちの食事の主な成分比率】（円グラフ）

1日のうち
約7割が
糖質食

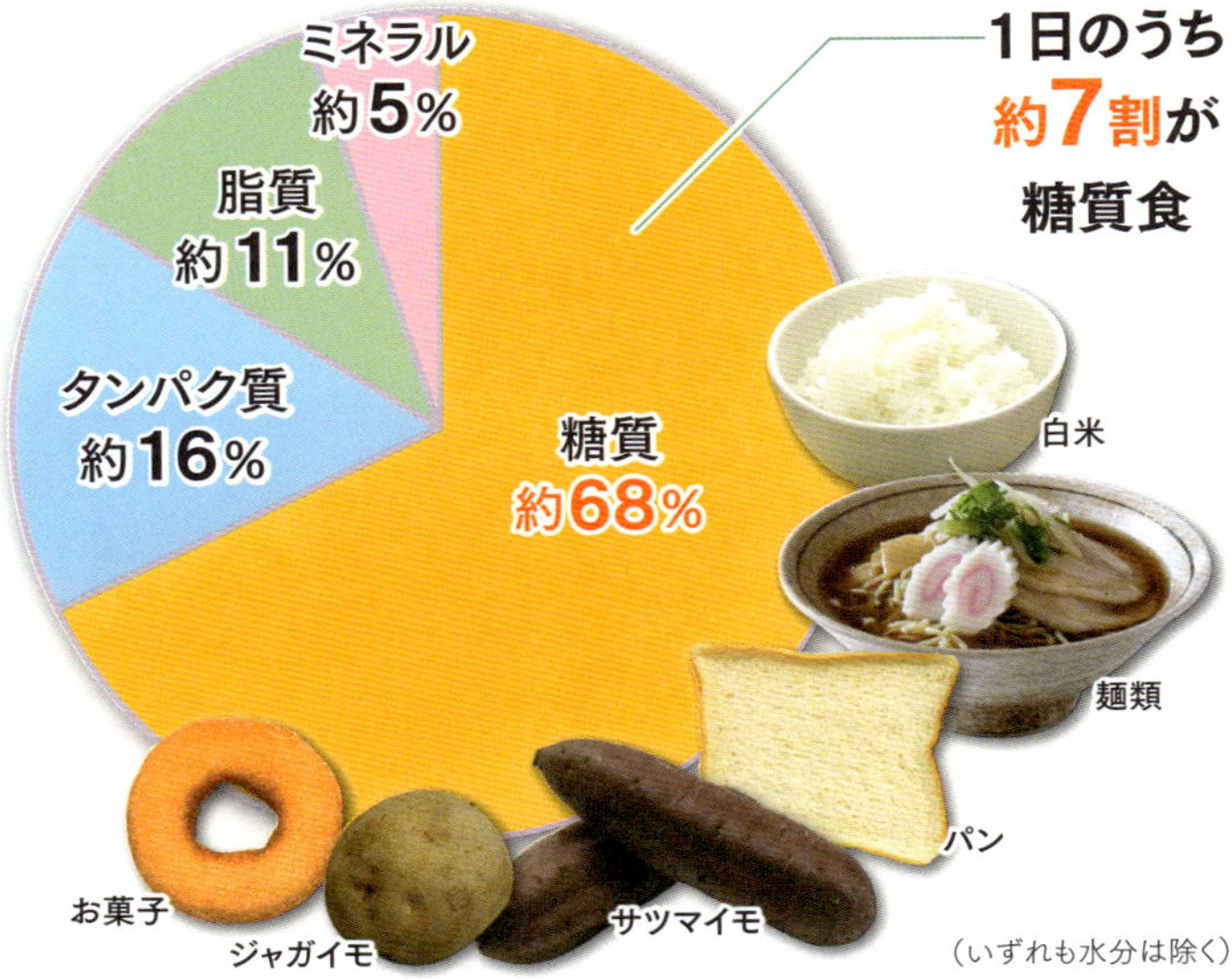
ミネラル
約5%
脂質
約11%
タンパク質
約16%
糖質
約68%
白米
麺類
パン
お菓子
ジャガイモ
サツマイモ

（いずれも水分は除く）

「白い炭水化物」は体の毒になる

50歳を過ぎたら白く精製された主食は控えましょう。糖尿病をはじめとする多くの不調の原因になるからです。

糖尿病と診断されると、まず、カロリー制限と体重を落とすことを命ぜられます。それでいて、バランスのよい食事が大事だと難しい指導をされるから大変です。

私は、**糖尿病の予防や改善にカロリー制限は必要ない**と考えています。第一に必要なのは、血糖値を急上昇させる、**白く精製された炭水化物を控える**こと。これさえ実践していれば、糖尿病の多くは改善されますし、糖尿病を発症する可能性も格段に低くなります。

白米や白い小麦粉を使った主食となる食品は、食物繊維をそぎ落としているために、腸からの吸収が早く、血糖値を跳ね上げます。これが体にはよくないのです。

しかし「ご飯が大好きだから、やめるのはつらい」と感じる人は多いと思います。私は、**全粒穀物**であるならば、**ご飯茶碗に軽く1杯程度**なら食べてもよいと考えています。全粒穀物とは、たとえば玄米や五穀米などです。

全粒穀物は食物繊維を豊富に含むため、腸内細菌のよいエサになります。腸内細菌が元気づけば、免疫力が活性化するので体調が整い、病気が遠ざかります。

主食は「全粒穀物」が断然おすすめ！

全粒穀物とは？　白く精製するのではなく、ふすま、胚乳、胚芽を含んだ状態の穀物

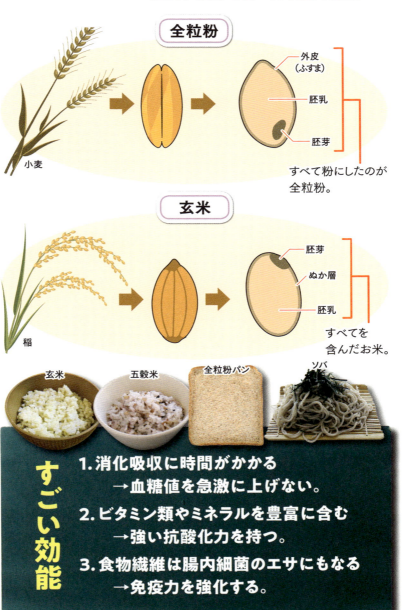

全粒粉

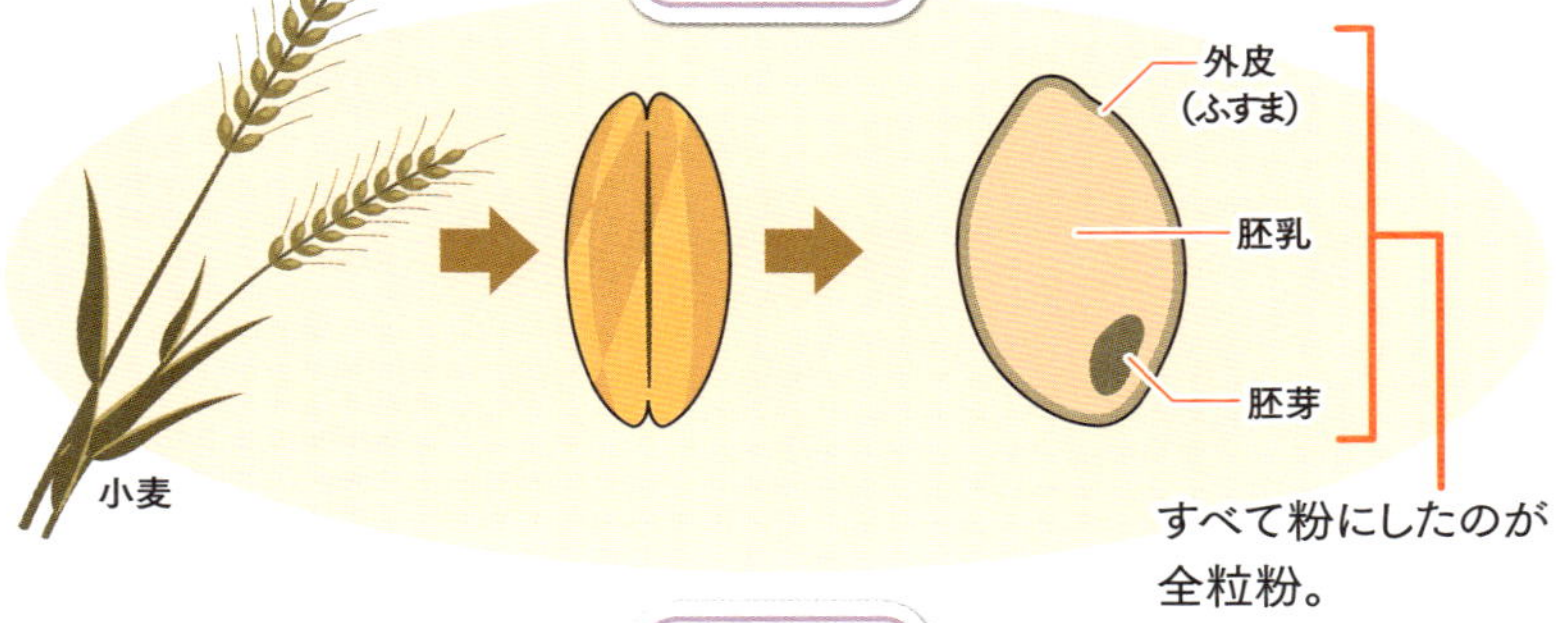

玄米

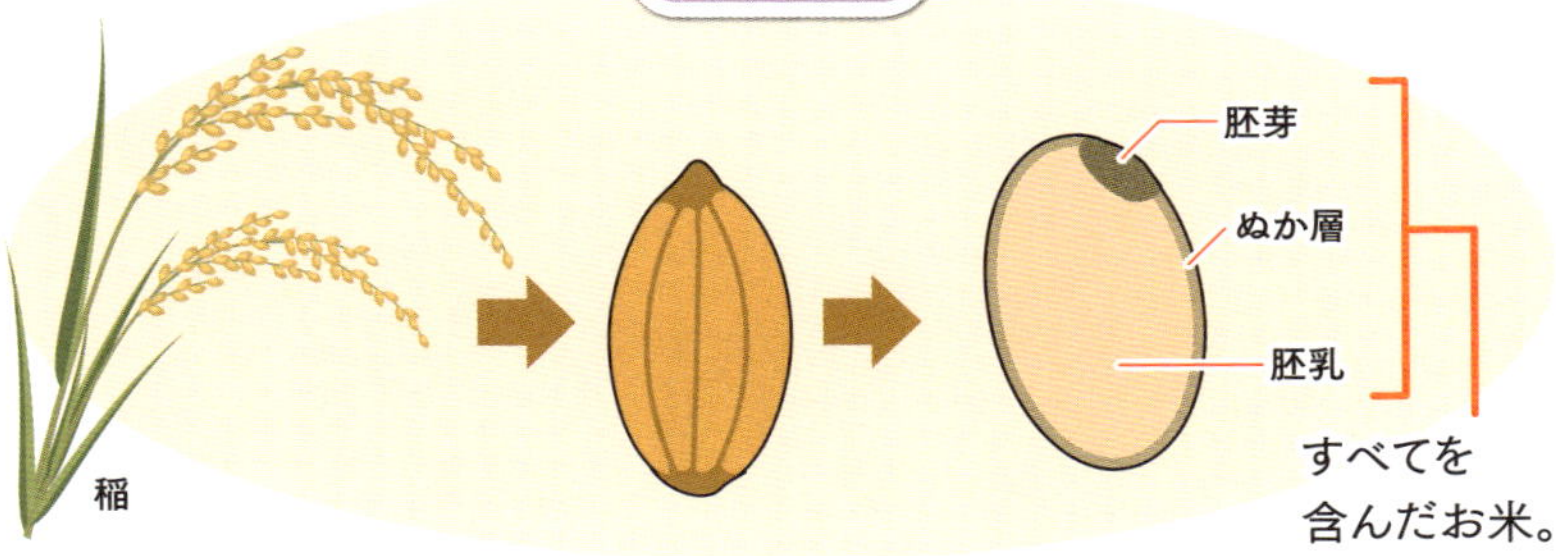

すごい効能

1. 消化吸収に時間がかかる
→血糖値を急激に上げない。
2. ビタミン類やミネラルを豊富に含む
→強い抗酸化力を持つ。
3. 食物繊維は腸内細菌のエサにもなる
→免疫力を強化する。

03 焼き料理より「蒸し料理」か「煮込み料理」

糖尿病の予防には、**体内を糖化させない**ことも重要になってきます。

血液中のブドウ糖が多くなると、糖化が進んで**終末糖化産物（AGE）**という悪玉物質がつくられます。AGEとは、熱が加わることによって糖がタンパク質に反応すると起こる糖化現象。砂糖を加熱するとベタベタになるように、体内でもあのような状態が起こるのです。

糖化を防ぐには、第一に血糖値を急激に上げない工夫をすることです。そのためには、前項で述べた通り、白く精製された炭水化物や砂糖をとらないことです。

第二に、すでに糖化している食べ物、いわゆる「**お焦げ」の部分をできる範囲で避ける**とよいでしょう。トースト、グラタン、唐揚げ、ソーセージなど、食欲をそそる香ばしい焼き上がりのお焦げがAGEなのです。

タンパク質を構成する最小成分のアミノ酸と糖質が一緒に加熱されると褐色になり、高温で加熱する調理はAGE量が多くなります。焼き料理を全面的にやめるのは困難ですが、週半分以下にするなど、できる範囲で回数を減らすとよいと思います。AGEの摂取量を減らすには、**蒸し料理や煮込み料理がおすすめ**です。

「糖化」を防ぐ食べ方をしよう!

食べ方のコツ

① 白い炭水化物を避ける
➡全粒穀物をとる。

② 「お焦げ」を避ける
➡終末糖化産物（AGE）の害を防ぐ。

これはNG! 焦げの多い焼き料理、揚げ料理

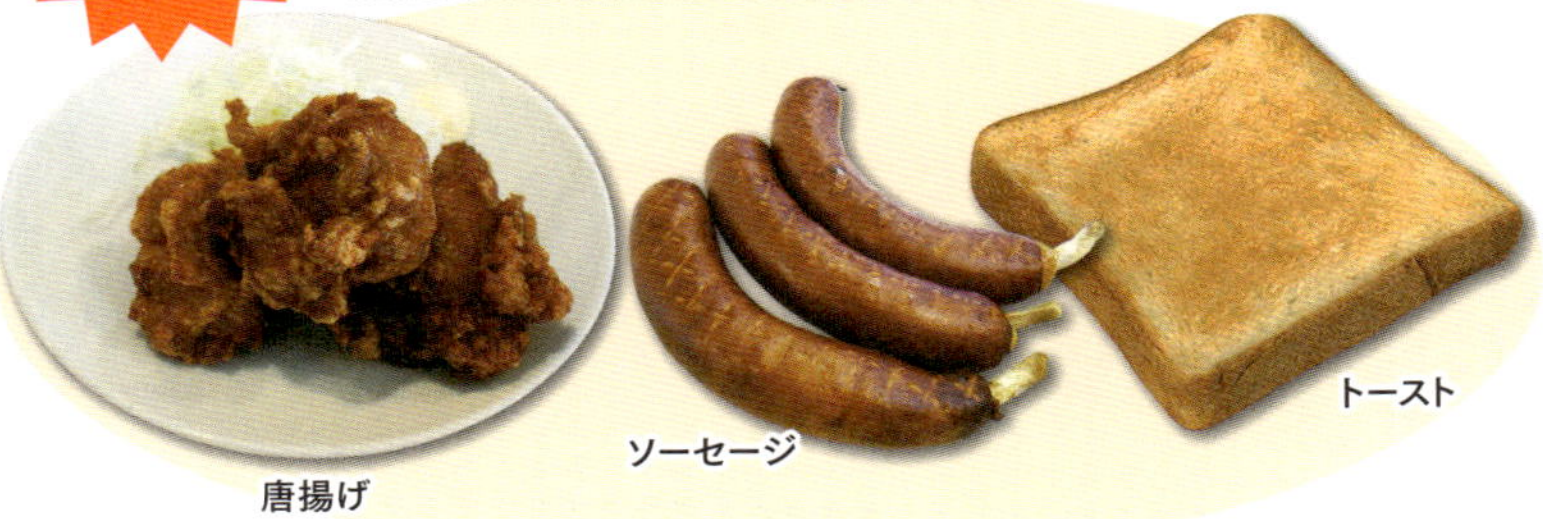
唐揚げ　ソーセージ　トースト

これはおすすめ! 蒸し料理、煮込み料理

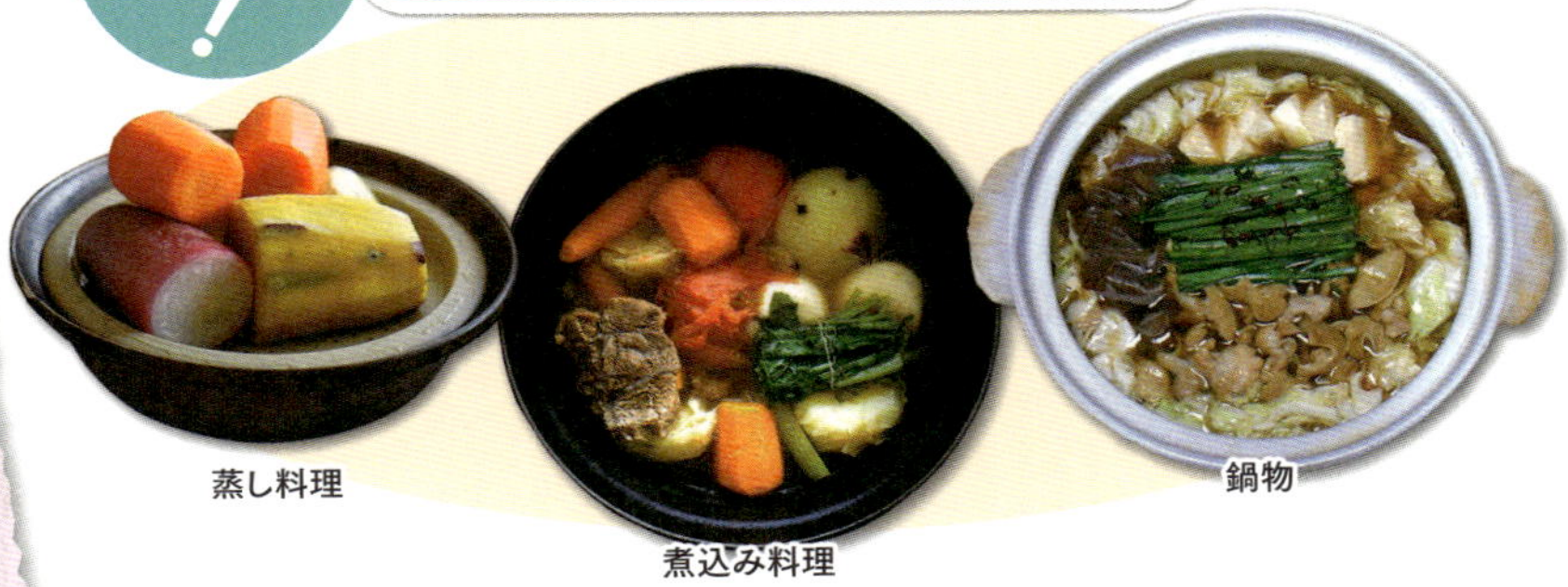
蒸し料理　煮込み料理　鍋物

04 間食が、体を〝スローミイラ化〟する!?

みなさんは「**スローミイラ化**」という言葉をご存じでしょうか。

終末糖化産物（ＡＧＥ）を含むものの食べ過ぎ、糖質のとり過ぎによって細胞の糖化が進みます。すると、皮膚がたるみ、神経もおかされ、体がミイラ化するように**じわじわと老化が進んでいく現象**をスローミイラ化と呼ぶのです。間食で何気なく口にするお菓子類やジュース類が、あなたをスローミイラ化に導きます。

ＡＧＥは、油で揚げたり焼いたりしているスナック菓子、せんべい、クッキー、ケーキなどに含まれます。

体の糖化を進めてしまうのは、砂糖のたっぷり入った甘いお菓子や小麦粉を使ったお菓子、米菓子、甘味料の豊富な清涼飲料水などです。

飲食物に含まれるＡＧＥの多くは、**腸が正常に働いていれば体外に排泄**されていきます。ただし、約７％だけは体に溜まっていくと見られています。

毎日の食事を安心して楽しむためには、むやみに**スナック菓子や甘いお菓子、ジュースなどを口に入れない**ことです。いつまでも若々しく健康でありたいと願うならば、間食の習慣をきっぱりとやめてしまうのが吉です。

甘いお菓子、ジュースに注意！

甘い誘惑には危険がいっぱい

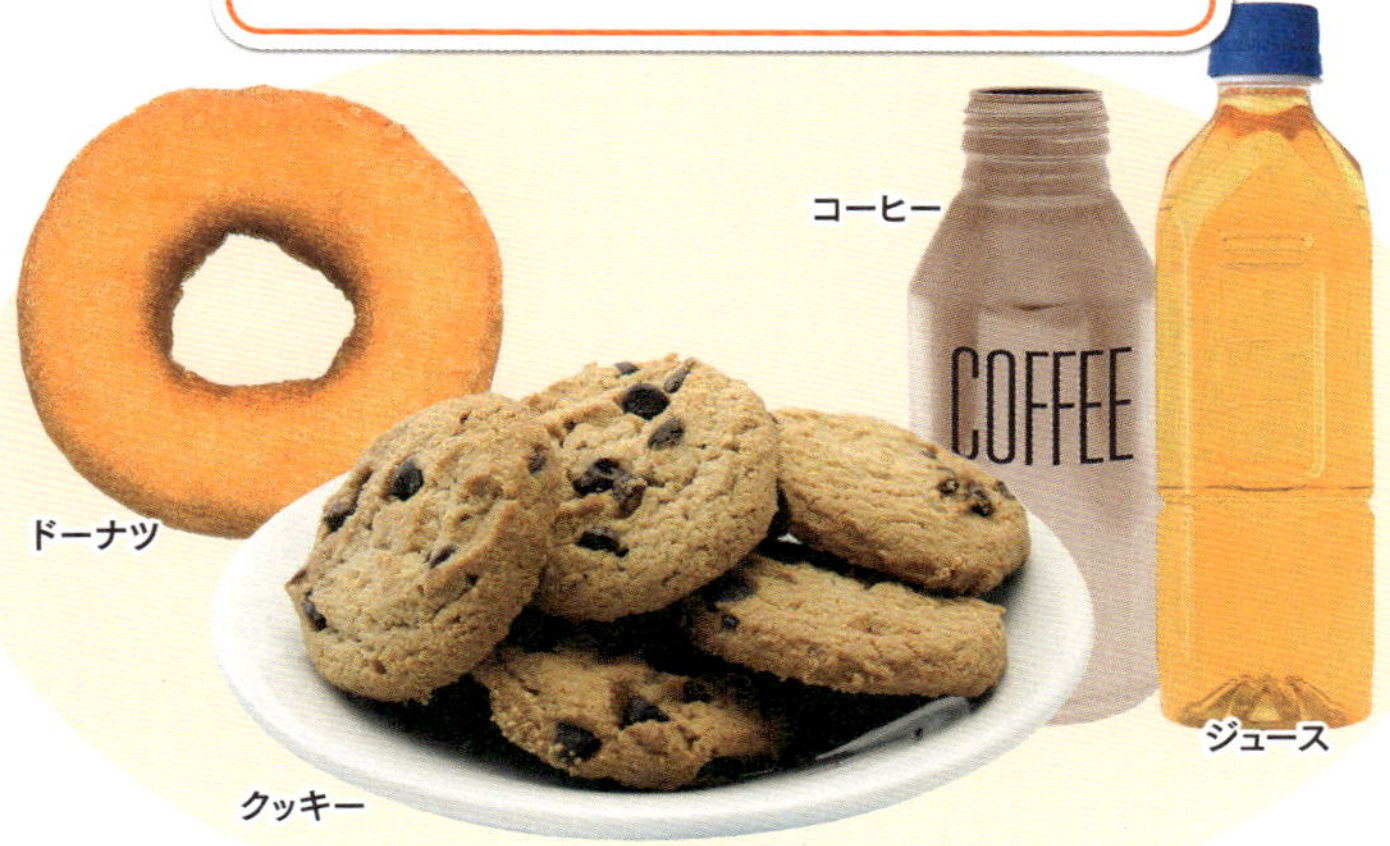

「フルクトースコーンシロップ」に注意！

どういうもの？

トウモロコシから抽出された果糖。「果糖ブドウ糖液糖」「高果糖液糖」とも表示される。ペットボトル飲料、コーヒー飲料、お菓子や焼き肉のタレにまで幅広く使用されている。

とり過ぎると、「スローミイラ化」が進む！

何が危険？

- 砂糖の6倍もの甘さ
- AGE化するスピードが10倍も速い
- 依存性もブドウ糖よりも強い

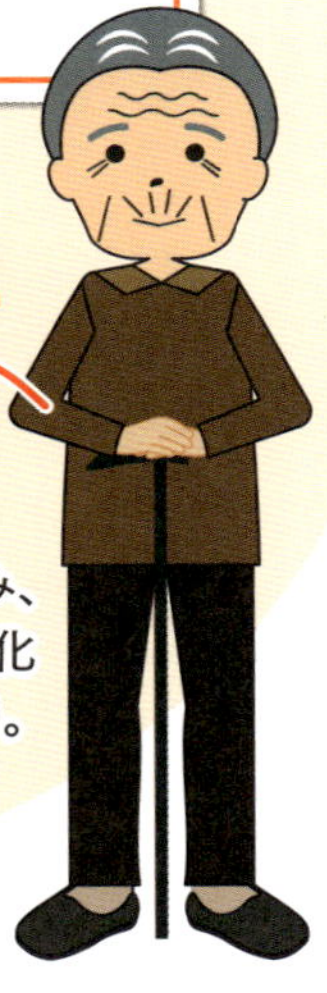

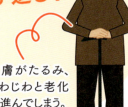

皮膚がたるみ、じわじわと老化が進んでしまう。

05

血糖値を急激に上げない食品を選ぼう

糖化を防ぐには、血糖値のコントロールが欠かせません。最も防ぐべきことは血糖値の急上昇です。

食品が血糖値を上昇させる具合は、**GI（グリセミック・インデックス）**の値で表すことができます。それぞれの食品のGI値は、ブドウ糖を摂取した場合を100として計算されています。

食べてすぐに血糖値を急激に上げるのは「高GI食品」。代表的なものは、白米、餅、食パンなどです。

逆に、**血糖値をゆっくりと上げるのは「低GI食品」**。野菜や海藻類、豆類、肉類、魚介類などです。

50歳を過ぎて糖質制限食がつらいと感じる人は、**玄米や五穀米、ソバなどの「中GI食品」を楽しみ程度に食べるとよい**と思います。また、50歳以下で体がまだ糖質を必要としている人たちも、主食は中GI食品にできる範囲で切り替えていきましょう。

これまで高GI食品を好きなだけ食べてきた人にとって、中GI食品に切り替えることは、最初はつらいかもしれません。まずは3週間だけがんばってみましょう。ここを乗り越えれば、糖尿病も老化も認知症も、多くの病気を引き寄せない体が築かれていくことでしょう。

GI値の低い食品を食べよう

高GI食品　（糖化現象を起こす力が強い）

高

93 フランスパン
91 食パン
85 うどん
83 ロールパン
81 白米
80 餅
77 赤飯
75 コーンフレーク
75 ケーキ・マフィン
75 ベーグル
70 クロワッサン
65 パスタ

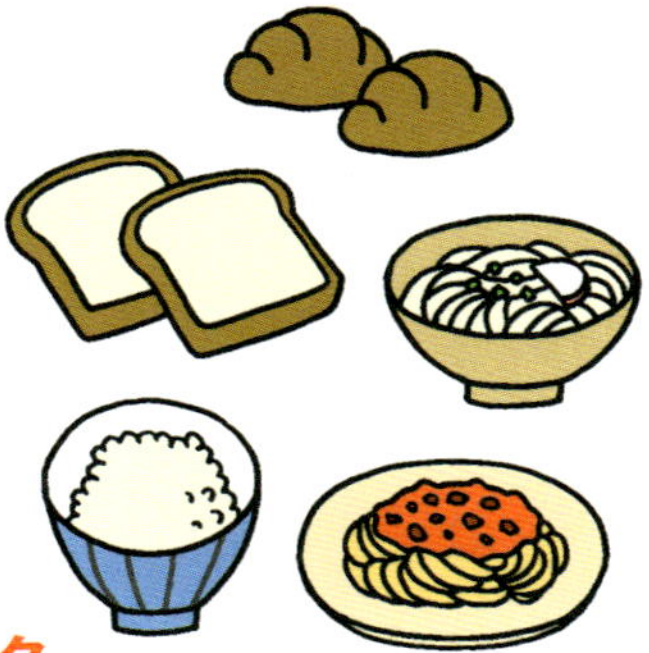

GI値

中〜低GI食品　（糖化現象を起こす力はさほど強くない）

58 ライ麦パン
55 ピタパン
55 玄米
55 雑穀
54 日本ソバ
50 中華ソバ
50 全粒粉パン
45 オールブラン（シリアル）

26 春雨

低

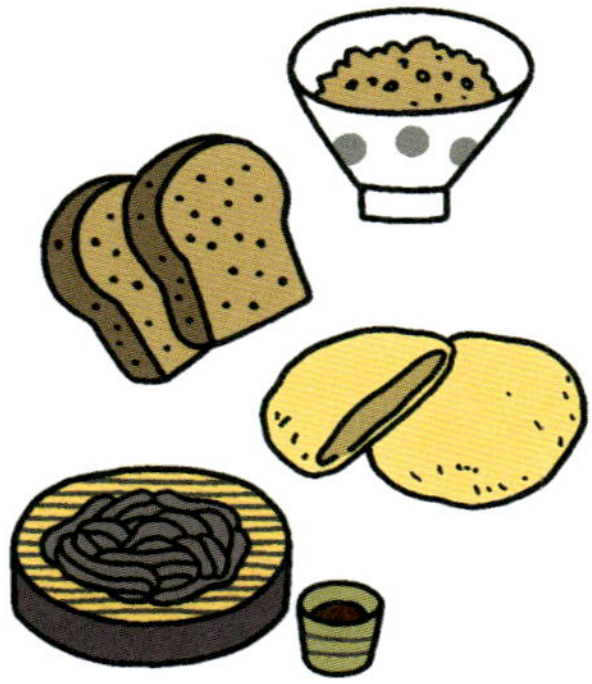

（主食の GI 値、食品 100g あたり）
出典：『50 歳から始める炭水化物ぬきレシピ』ワニブックスより

06 唐辛子パワーで、健康的に脂肪を燃やそう

糖尿病などの生活習慣病を防ぎ、改善するには、中性脂肪の減量から始める必要があります。

中性脂肪が体に溜まり過ぎると、糖尿病だけでなく肥満、がん、脳梗塞、心筋梗塞、動脈硬化という、いわゆる生活習慣病にかかりやすくなることがわかっています。

中性脂肪の減量におすすめなのが、唐辛子です。

唐辛子の「カプサイシン」や「カプシエイト」には、**脂肪の燃焼効率を高め、肥満を防ぐ作用がある**といわれています。ただし、カプシエイトは辛くない新種の唐辛子にのみ含まれている成分です。

通常の唐辛子に含まれているカプサイシンだけで脂肪の燃焼率を上げようとすると、約10本分も食べる必要があるとされています。

現実には、辛さと腸への刺激の強さを思うと、唐辛子10本を毎日食べるのは不可能でしょう。

それでも私は、唐辛子を毎日の食事でほどよく使っていくとよいと考えています。実は**「おいしい」と感じる気持ちにも脂肪の燃焼率を上げる効果がある**ことがわかっています。「おいしい」と感じる気持ちと唐辛子を上手に組み合わせれば、脂肪の燃焼率を高められるのです。

脂肪を燃やす注目成分「カプシエイト」

唐辛子——中性脂肪の減量におすすめ！

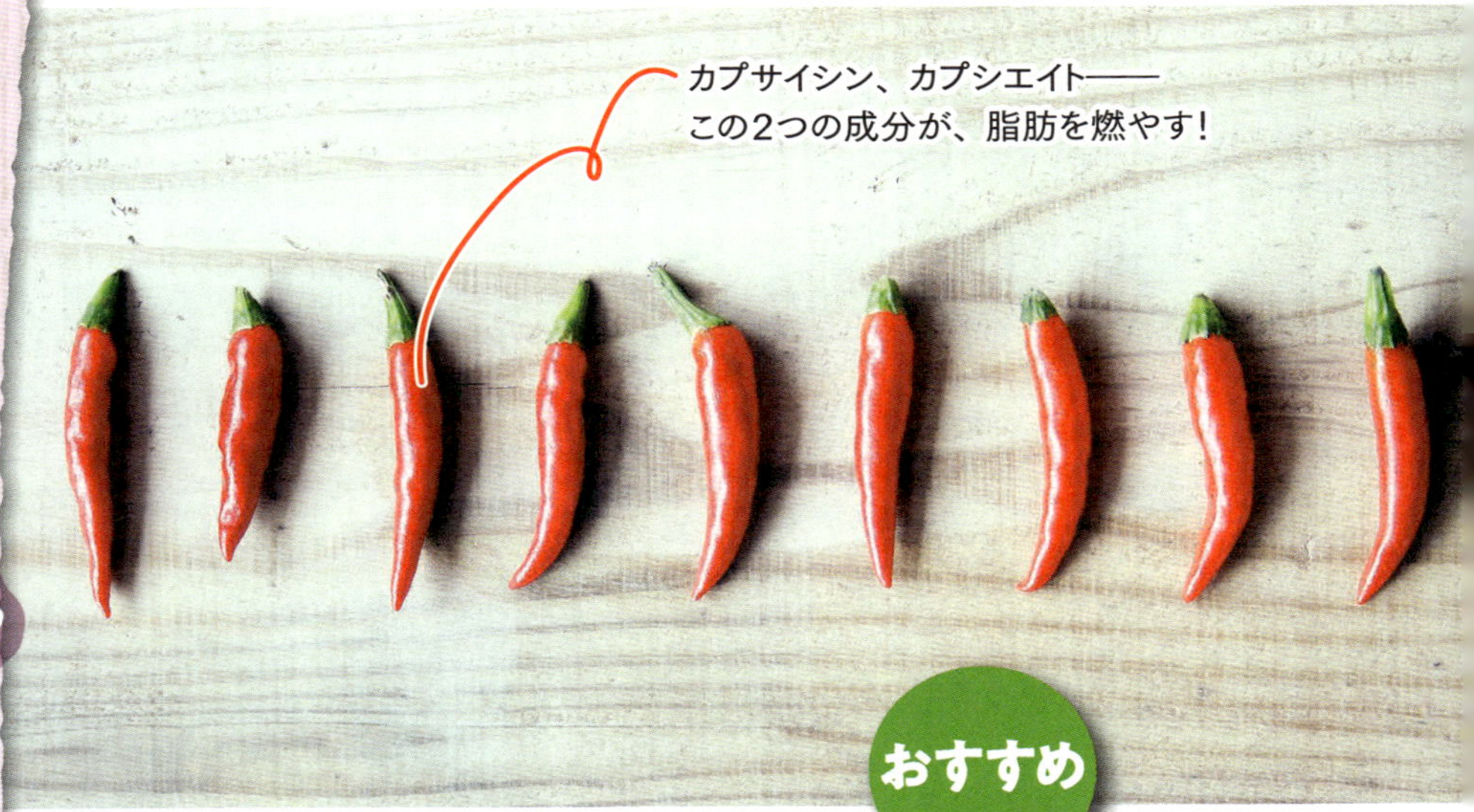

カプサイシン、カプシエイト——
この2つの成分が、脂肪を燃やす！
おすすめ

	カプサイシン	カプシエイト
健康効果	・脂肪を燃やしてダイエットをサポート ・体熱を産生して冷えの改善をサポート	
辛み	強い	弱い
体への作用	胃腸の刺激が強い	胃腸の刺激が弱い

（味の素株式会社サイトより抜粋）

カプサイシンの約$\frac{1}{1000}$の辛み

1日約50kcalの基礎代謝をアップ！

07

体質がガラリと変わる「水飲み健康法」

糖尿病になってしまった人は、水の飲み方を変えることも大事です。これだけでも、血糖値はずいぶん落ち着いてくるはずです。

糖尿病によい天然水は、**アルカリ性の中硬水**です。中硬水とは、ミネラル含有量を示す硬度が100～300mg／ℓの水。ミネラルを含む水には、生体機能を整え、動脈硬化を防ぎ、体質を改善する作用があります。糖尿病になると、内臓諸器官の働きが弱くなりがちなため、硬度が高い水よりミネラルを適度に含む中硬水がおすすめなのです。

水の飲み方は、「**ウォーターローディング法**」が効果的です。もともとはプロスポーツ選手が持久力を高め、成績の向上を目的に開発された「水飲み健康法」です。

ウォーターローディング法では、**毎日1～1・5リットルの水を日中に飲む**ようにします。1回の摂取量はコップ1杯、250ミリリットルほどが目安。この水を「のどがかわいたな」と感じる前に飲むようにするのです。方法は、たったこれだけです。

糖質制限食に加えて、生活にウォーターローディング法を組み入れると血糖値の改善に期待が持てるはずです。

糖尿病に効く天然水とは?

おすすめの水 アルカリ性の中硬水

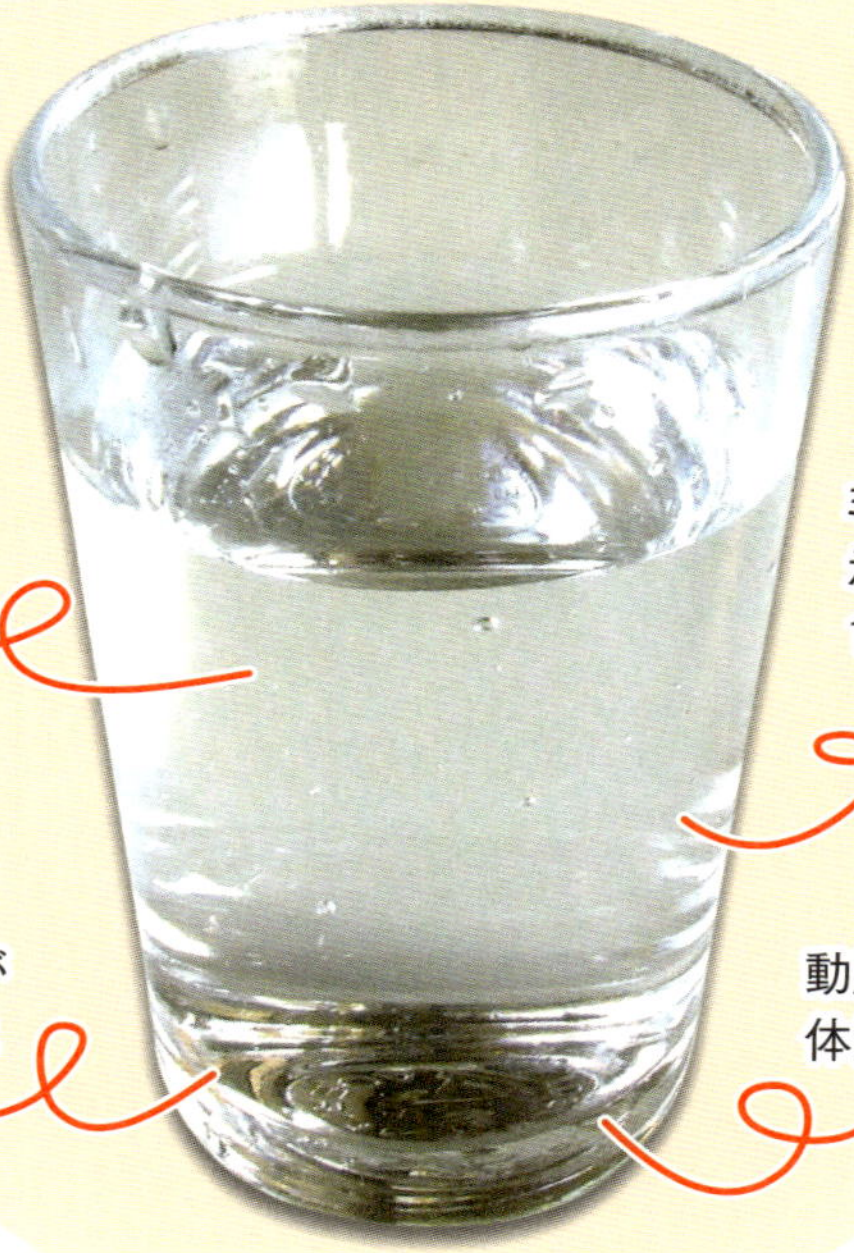

生体機能を整える。

ミネラル含有量を示す硬度が100～300mg/ℓ!

アルカリ性の水が糖尿病の改善に効果を発揮!

動脈硬化を防ぎ、体質を改善!

おすすめの飲み方 ウォーターローディング法

- 毎日、1～1.5ℓの水を飲む
- 1回の摂取量はコップ1杯(250ml)
- 「のどがかわいたな」と感じる前に飲む

COLUMN

コーヒーで長寿ホルモンが増え、内臓脂肪が減る

人の体の長寿ホルモンはDHEAだけではありません。もう1つの長寿ホルモンを「**アディポネクチン**」といいます。糖尿病をはじめとする生活習慣病のリスクの指標として新たに注目されている長寿ホルモンです。

脂肪細胞からアディポネクチンが正常に分泌されていると、インスリンを介さずとも、糖のとり込みを増やしてくれます。また、血管保護作用もあるので、動脈硬化などの抑制にも効果が期待されています。

こう聞けば、アディポネクチンを増やす方法が知りたくなるでしょう。アディポネクチンは注射やサプリメントで体に直接投与することができません。増やすには、**食事から補っていく**必要があります。

名古屋大学医学部の山下健太郎博士らによれば、「コーヒーの摂取量の多い人は、アディポネクチンの分泌量も多い」ということです。また、杜《と》仲《ちゅう》茶《ちゃ》にもアディポネクチンを増やす作用があることが三重大学と小林製薬との共同研究で明らかになっています。

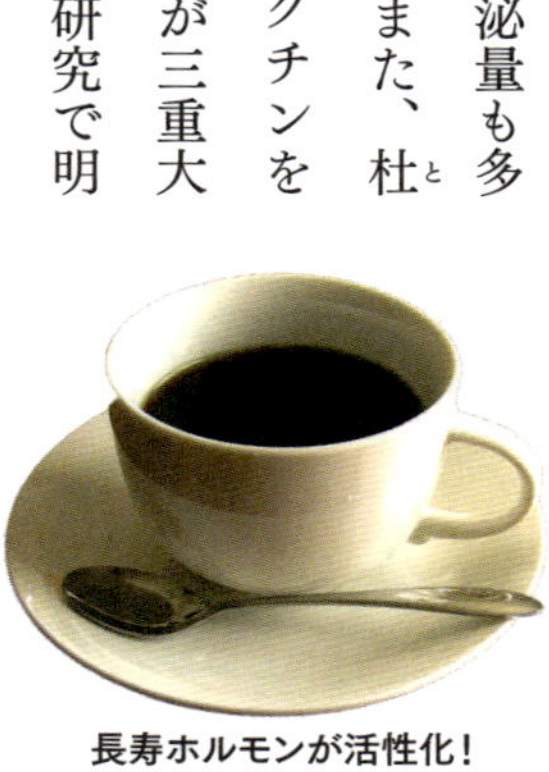

長寿ホルモンが活性化！

6章

年齢に合った食べ方を始めよう

01 30代——玄米食、魚中心の食事に変えよう

30代は、そろそろご自身の健康について関心が高まってくる年代でしょう。その背景には、多忙さからくる食生活の乱れ、体調の悪化などがあると思います。**20代の頃の自分とのギャップ**から健康を意識し始め、さまざまな健康法にチャレンジする方もいるでしょう。

「糖質制限食」もその1つかもしれません。

ですが、**30代に「糖質制限食」はまだ必要ありません**。無理に続けると疲れやすい体になってしまいます。30代の体は生殖期にあり、糖質を使って稼働する解糖エンジンをメインにエネルギーを生成しているからです。

1日3食、きちんと主食をとりましょう。ただし、血糖値を急上昇させる、白く精製された炭水化物——白米やパン、麺類は控えてください。**食物繊維が豊富な、玄米や五穀米などの全粒穀物**に変えましょう。食べる量は毎食、茶碗1杯で十分です。

タンパク質の摂取には、肉よりも魚がおすすめ。肉の食べ過ぎで体内のコレステロール量が多くなると、活性酸素の害を受け、生活習慣病の前段階がつくられやすくなるからです。肉は、週に1~2回楽しみ程度に食べるといいと思います。

「主食」を置き換えてみよう！

POINT!

- 「糖質制限食」はまだ必要ない
- 1日3食、きちんと主食をとる

30代からの「置き換え」食事術

主食

置き換え！

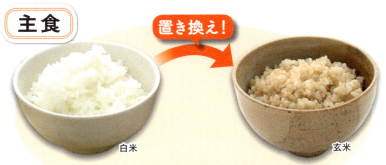

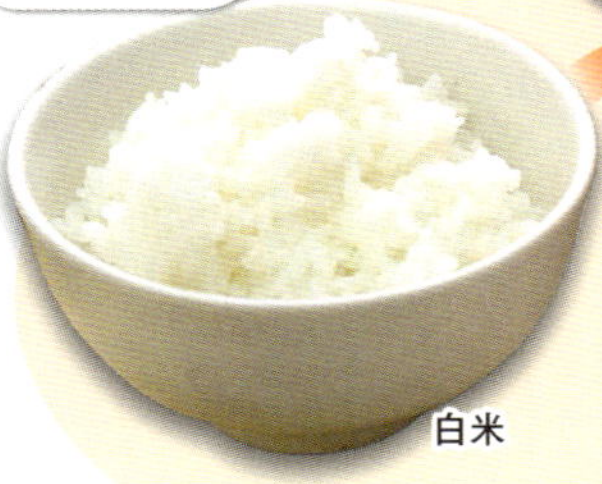
白米

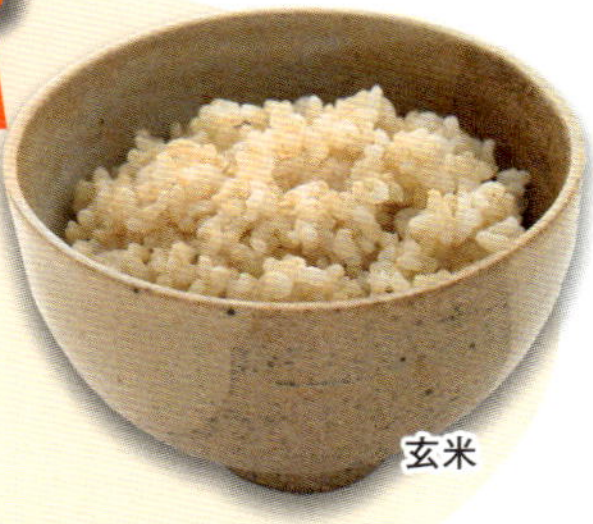
玄米

- 白米やパンといった白く精製された炭水化物は控える。
- 食物繊維が豊富な玄米や五穀米に置き換える。

主菜

置き換え！

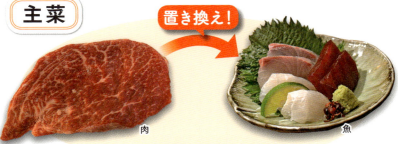

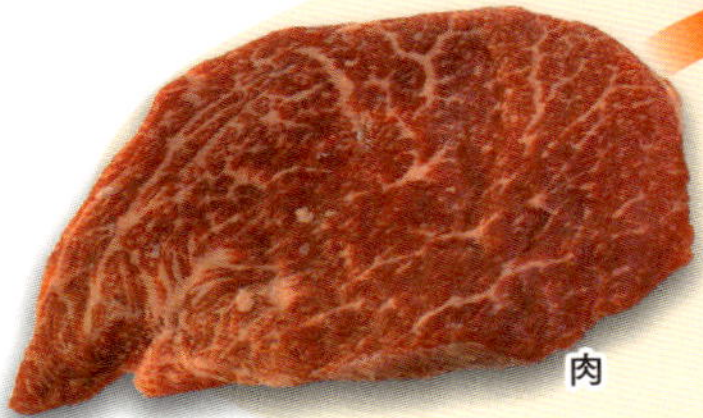
肉

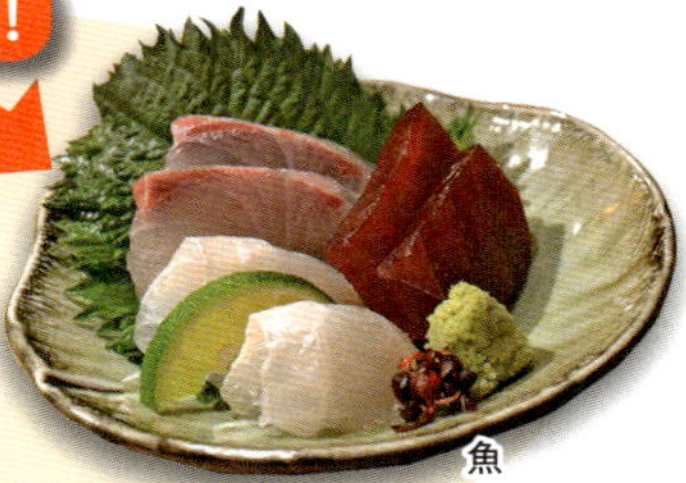
魚

- タンパク質の摂取は肉から魚に置き換える。

02 40代——食べる順番、環境を工夫する

40代は基礎代謝力が著しく低下し、エネルギーを溜め込みやすい体になっています。それはつまり、**太りやすい体になっている**という意味です。

肥満は万病のもと。第一に活性酸素が体内に充満しやすくなります。太っている人が年齢以上に老けて見えるのは、活性酸素により老化が進み始めているからです。

そこで、40代の食事では「**食べる順番**」と「**食べる環境**」に気をつけてみてください。

食事は**野菜から食べる**ようにします。食物繊維が腸に先に入ってくると、次に入ってくるタンパク質や糖質の分解をゆるやかにし、無駄な吸収を防いでくれます。

食べる環境でいえば、1人で食事をする際は、要注意。ついやりがちな、テレビを見ながら、新聞を読みながらの「**ながら食べ**」**は命を縮める習慣。**食事に意識が向かず、消化が悪くなり、当然太りやすくなります。それだけではありません。免疫力も低下してしまいます。

友人などリラックスできる相手を見つけて、**1日1回は、ゆっくりとおしゃべりをしながら30分以上かけて食事をしてほしい**と思います。人と談笑しながら食べることで、消化もよくなり、免疫力はグンと上がります。

この食べ方で見た目が一気に若返る!

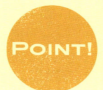

POINT!

- 基礎代謝が著しく低下し、太りやすい体になっている
- 食べる「順番」と「環境」に気をつける

40代からの「太らない体」をつくる食事術

「食べる順番」を変える

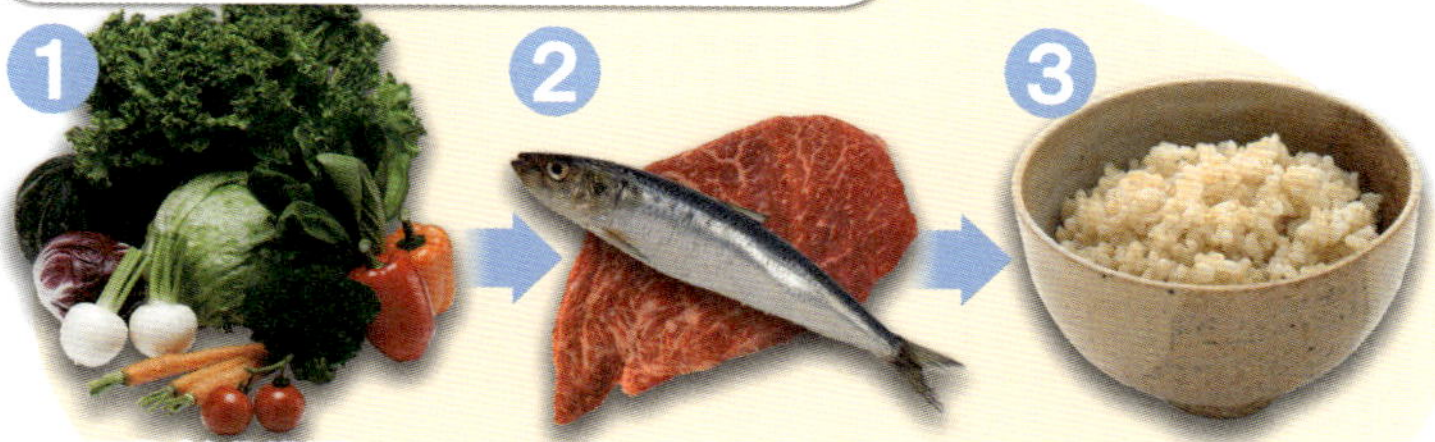

野菜（食物繊維）　肉・魚（タンパク質）　主食（糖質）

- 食物繊維を先に食べると、タンパク質や糖質の吸収をゆるやかにし、無駄な吸収を防いでくれる。

「食べる環境」を変える

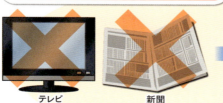

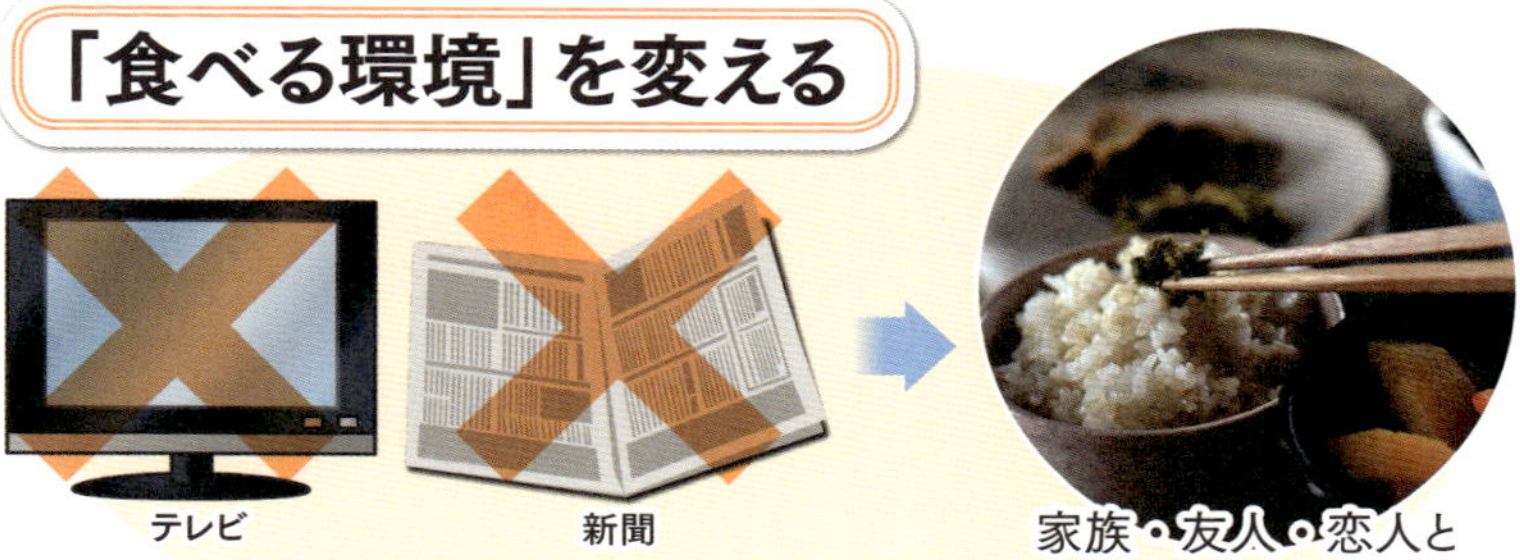

テレビ　新聞

「ながら食べ」は太る!

家族・友人・恋人と食事を楽しもう!

03

50代——低糖質・高酸素・高体温を心がける

個人差はあるものの、人の体は**50歳前後で更年期を迎え、体質や代謝がガラリと変わります。**

20代、30代の頃のように糖質をとる必要はありません。むしろミトコンドリアエンジンが正常に働くように、低糖質の食事をすることが健康長寿の鍵になってきます。

ミトコンドリアが最も必要としているのは、糖質ではなく、**酸素**です。また、**高体温、低糖質の環境**にあるとき、ミトコンドリアエンジンは酸素を活用して良好に働きます。50歳を過ぎたら、低糖質、高酸素、高体温の体内環境を保つことに努めましょう。

私たちが1日3度食事をするように、ミトコンドリアにも1日数回、新鮮な酸素をたっぷりと送り届けてあげることも大切。それには「**深呼吸**」**が最適**です。

また、**ウォーキングや水泳など、有酸素運動を適度に行なうことも大事**なこと。ただし、翌日に疲れを残すほどの激しい運動は、ミトコンドリアを疲弊させるためよくありません。

高体温の体内環境をつくるには、毎日ゆったりと、**リラックスした気持ちでお風呂に浸かる**ことです。体を冷やさない工夫も心がけてください。

「糖質制限食」を始めよう！

POINT!

- 体を動かすエンジンを「ミトコンドリアエンジン」に変える
- 糖質のとり過ぎに注意！

50代からの「長寿のスイッチ」を押す食事術

ミトコンドリアを元気にする3原則を知ろう

1 低糖質
——毎食糖質をとる必要はない。

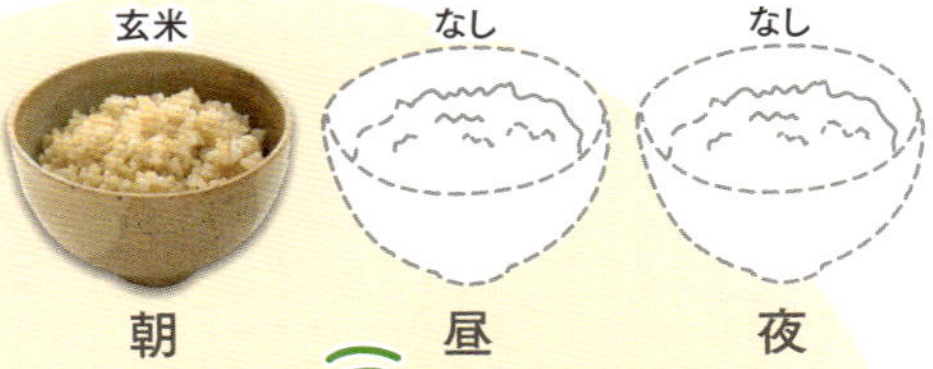

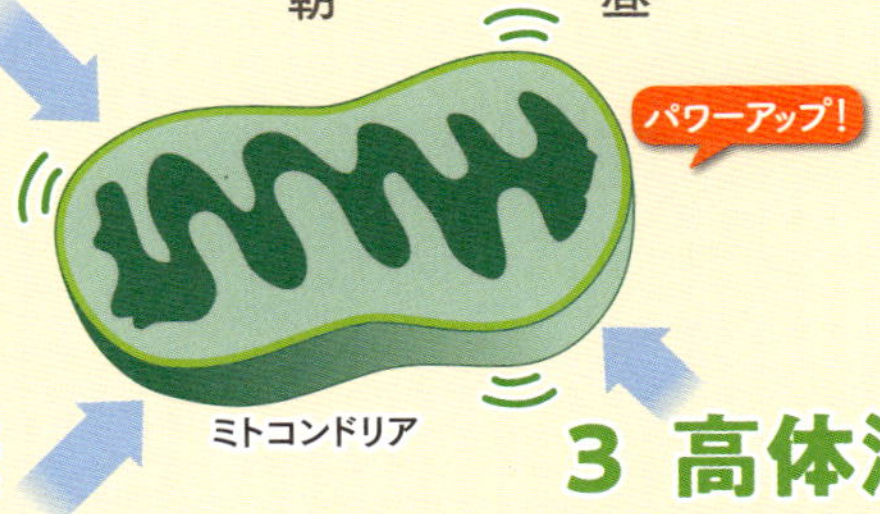

2 高酸素
——深呼吸をする。

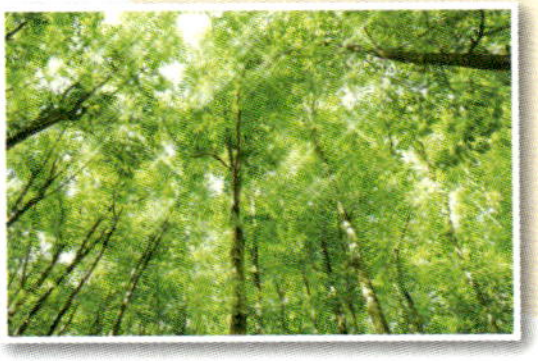

3 高体温
——お風呂に浸かる。

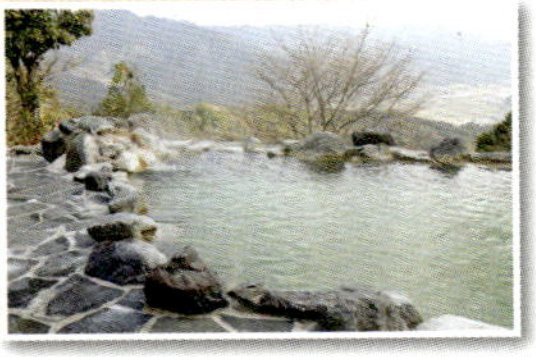

04

60代——良質な肉が若返る力を与えてくれる

60歳を過ぎたらコレステロール値は少々高めのほうが健康体だと思ってください。

なぜならコレステロールは、細胞膜と性ホルモンの材料になる栄養素だからです。人を若返らせる要素とは、細胞膜の丈夫さやみずみずしさであり、人に生きる活力を与えてくれるのは性ホルモンです。この大事な**若返りの原料となるのがコレステロール**なのです。

良質のコレステロールをとるには、良質の肉を食べることです。肉食の頻度として、**週2回ステーキを食べるのがちょうどよい**と私は考えています。食物繊維が豊富な野菜を一緒に食べることも忘れずに。

できるならば、**国産で産地のわかる肉を選ぶ**とよいでしょう。国内産の肉の場合、化学物質の残留値などは厳しく規制されていますが、それでも腸内細菌や人体に与える影響は少なからずあると私は考えています。

60代になったら、自分の健康のために少々のお金を使うのは、決して贅沢なことではありません。「ピンピンコロリ」「生涯現役」を貫くために、**これからの一食一食はとくに大事**になってきます。良質な肉は、そのための投資なのです。

60代

「国産の肉」で細胞から若返ろう！

POINT!

- 60代からはコレステロール値「少々高め」が健康な体
- 良質なコレステロールを良質な肉からとる

60代からの「ずっと若い体」をつくる食事術

週2回ステーキを食べよう！

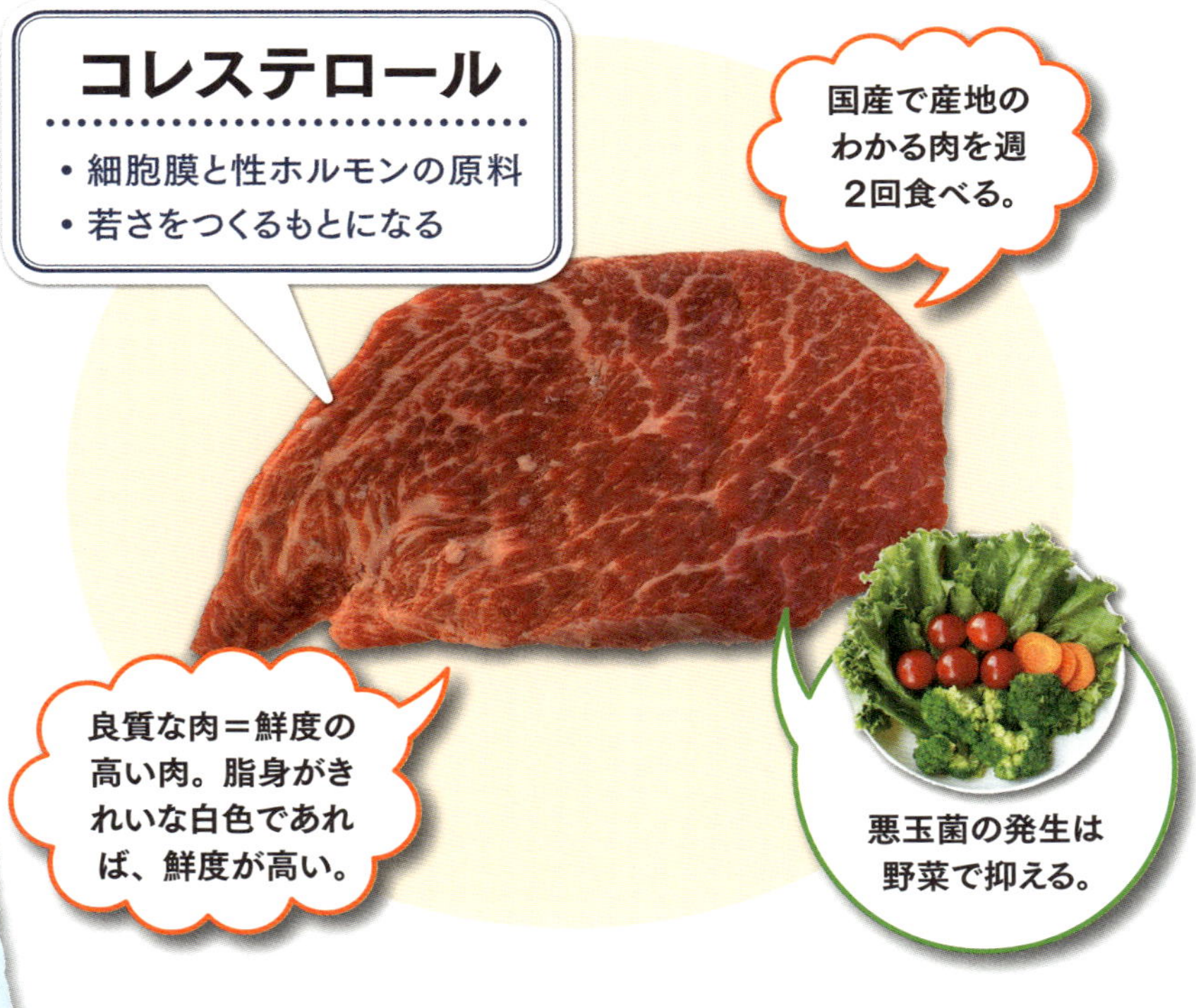
コレステロール
・細胞膜と性ホルモンの原料
・若さをつくるもとになる
国産で産地のわかる肉を週2回食べる。
良質な肉＝鮮度の高い肉。脂身がきれいな白色であれば、鮮度が高い。
悪玉菌の発生は野菜で抑える。

05

70代――マイペースに「生涯現役」を志す

私も75歳を過ぎました。人は誰もが100歳生きられる寿命を持って生まれてきていることを考えると、75歳などまだまだヤングボーイの領域です。

私は本書の中でたびたび「生涯現役」といってきました。生涯現役とは、仕事を続けることばかりではありません。世間では70代は「高齢者」と呼ばれる領域に入っていますが、それは世間が勝手にいっているだけのこと。世の中の仕組みを最も熟知し、経験にもとづく開けた視野で物事をとらえられる70代こそ、**最高に脂がのっている世代**なのです。

その特性を活かし、社会にどんどん出て、人のために役立てるよう働くことこそ、私のいう生涯現役です。

あるいは、**大好きな趣味に没頭する**のも生涯現役の1つの形です。ただし、**無理は禁物**。「疲れているね」と人から指摘されるようでは、心身ともに疲労感が溜まってきている証です。

どんなに好きなことでも、やり過ぎれば疲れのもとにもなります。翌日に疲れを残さない程度のスローペースであっても、社会に貢献できるのが、人生の熟練者である70代のなせるワザなのでしょう。

70代

自分のペースで毎日を楽しもう

POINT!

- 70代は人生最高に脂がのっている世代
- 「長寿食の基本」を大いに活用しよう！

70代からの「人生を充実」させる食事術

「長寿食の基本」をおさらいしよう！

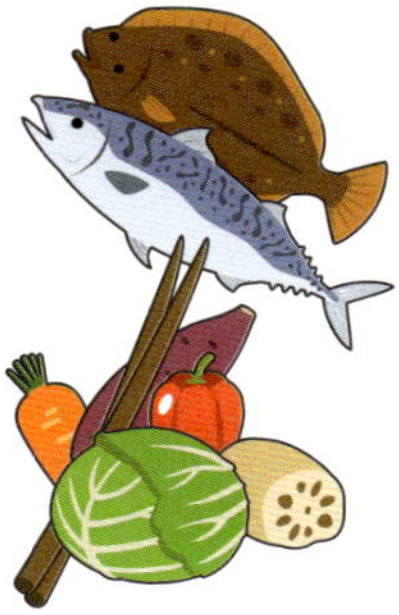

主食……70代からはとらない

主菜……魚料理が中心。週に2回はステーキを食べる

副菜……さまざまな種類の野菜をたっぷり食べる

汁物……和食が中心。塩分少なめの味噌汁など

これからはマイペースで生きる

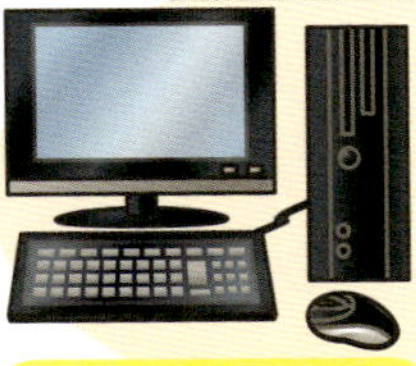

まだまだ働く

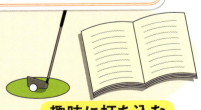

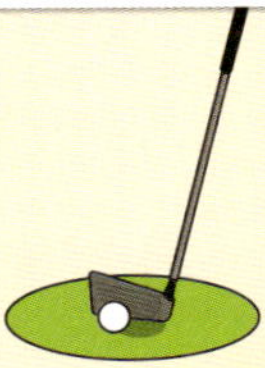

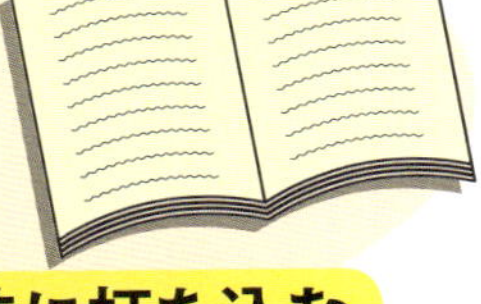

趣味に打ち込む

06 80代——気の合う人との食事が寿命を延ばす

2017年に亡くなられた聖路加《せいるか》国際病院名誉院長の日野原重明先生は、100歳を超えてもなお現役で医者の仕事を続けておられたことで有名です。

あの元気さの源は、どこにあったのでしょうか。最大の要因は、「**免疫力を高めることをする**」ということだったようです。

日野原先生も、週2回はステーキを食べておられました。そのときには、美しい女性たちをお連れになり、おしゃれなレストランで食事を楽しまれていました。食事は、栄養を得るためだけのものではないのです。

ときには、おしゃれなレストランへ出かけ、食事を楽しみましょう。気の合う仲間と出かけられれば、なおよいでしょう。月に1回でも2回でもよいので、**おいしく楽しく談笑しながら食事をする**ことが、心の栄養にも、免疫の栄養にもなります。

日野原先生は免疫を高める方法として、「**いつも笑顔でいることも大事**」と述べています。「笑い」は、免疫を活性化する最良の秘薬となるのです。

また、「もう、年だから」と、ご自身をおじいちゃん、おばあちゃん扱いしないことも大事です。

もっと免疫力を高めよう!

POINT!

- 食事を大いに楽しむ
- 「いつも笑顔」を心がける

80代からの「病気に負けない」食事術

免疫力を高める食卓

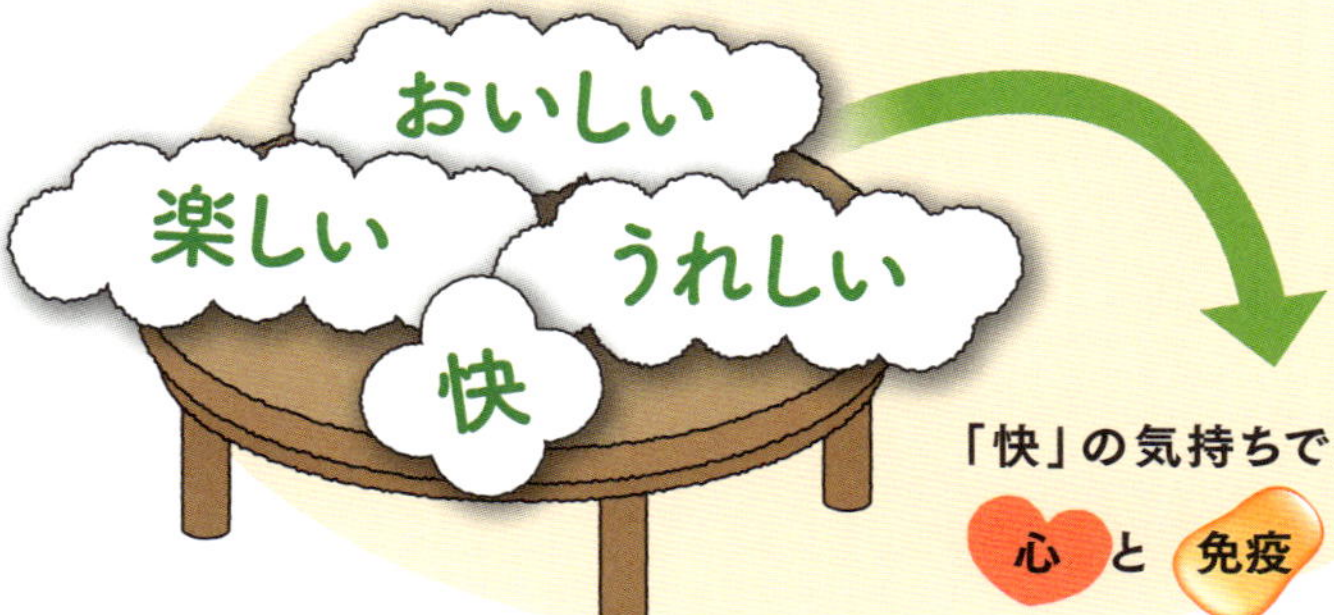

「快」の気持ちで食事をすると
心 と 免疫 の栄養になる

免疫力を高める習慣

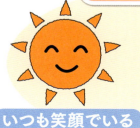

いつも笑顔でいる

たくさんの人と交流する

07 90歳以降──今後ますます元気でいるために

「どんなものを食べているかいってみたまえ。君がどんな人間であるかをいいあててみよう」

これは、フランスの美食家ブリア＝サヴァラン（1755～1826）の言葉です。90歳を超えてなお、お元気なあなたは、日々、楽しさや優しさに包まれた素敵な食卓を積み上げてこられたのでしょう。

人は、誰もが100歳の寿命を持って生まれてきています。26ページで紹介した「寿命の回数券」と呼ばれるテロメアを、上手に使うことができれば、**人は125歳まで生きられます**。あなたは「寿命の回数券」の使い方がとてもお上手なのでしょう。

ですから、そのままの食生活を続けていってください。医師や栄養士などに、「コレステロール値が高いですね」「血圧が高いですね」といわれても、無理に節制する必要はありません。大事なのは、検査で表れる数値を見て健康管理することではなく、**ご自身の体調に心を寄せて健康管理する**ことです。

今後ますますお元気でいるためには、水にこだわった生活をしてみてください。高齢者の大半は便秘に悩まされますが、天然の硬水を飲めば、効果はテキメンですよ。

90代

「これから」を元気に楽しく過ごすために

POINT!

- 自分の体調に心を寄せて健康管理する
- 水にこだわった生活をする

90代からの「ますます元気になる」食事術

健康長寿は今までの食事の積み重ね

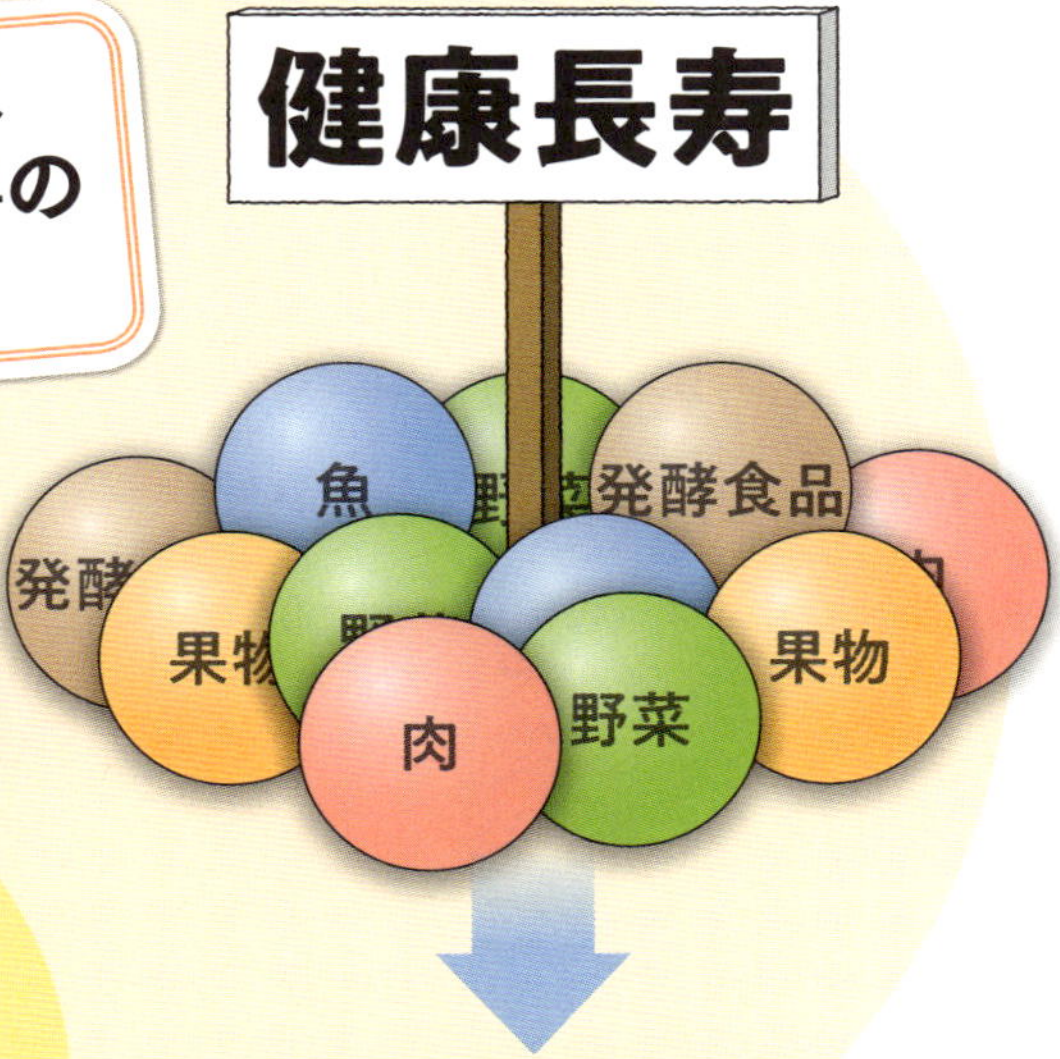

これからも「自分の体調」を基準に食事を変える・楽しむ！

プチアドバイス！

天然の硬水は
便秘に効果抜群！

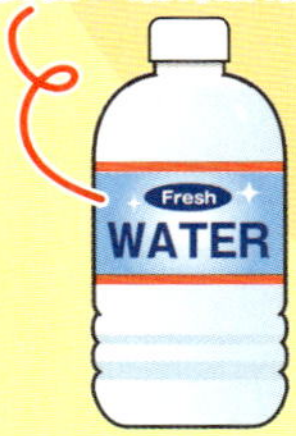

図解《ずかい》　体《からだ》がよみがえる「長寿食《ちょうじゅしょく》」

著　者――藤田紘一郎（ふじた・こういちろう）

発行者――押鐘太陽

発行所――株式会社三笠書房

〒102-0072 東京都千代田区飯田橋3-3-1
電話：(03)5226-5734（営業部）
：(03)5226-5731（編集部）
http://www.mikasashobo.co.jp

印　刷――誠宏印刷

製　本――若林製本工場

編集責任者　清水篤史
ISBN978-4-8379-2726-6 C0030